Handbuch der Trekking- und Expeditionsmedizin

Praxis der Höhenanpassung – Therapie der Höhenkrankheit

Franz Berghold
Wolfgang Schaffert

7. Auflage
2009

Handbuch der Trekking- und Expeditionsmedizin

Richtlinien der Österreichischen Gesellschaft für Alpin- und Höhenmedizin und der Deutschen Gesellschaft für Berg- und Expeditionsmedizin

Franz Berghold
Wolfgang Schaffert

7. Auflage
2009

ISBN 978-3-00-025756-8

Herausgeber:
DAV Summit Club GmbH
Bergsteigerschule
des Deutschen Alpenvereins
Am Perlacher Forst 186
81545 München – Germany

Zum Geleit

Der Mensch sei das neugierigste Lebewesen der Erde, behauptet sicher zu Recht die Verhaltenswissenschaft. Diese offensichtlich genetisch verankerte Eigenschaft treibt uns ständig an, Grenzen zu überschreiten und Risiken einzugehen, um Neuland zu erforschen. Sicher muss auch das Höhenbergsteigen dazu gerechnet werden. Den Erstbesteigern folgen viele, die Neuland in sich selbst entdecken und das mächtige Gefühl beim Überschreiten der eigenen Leistungsgrenzen erleben wollen. Dafür sind sie bereit, die in großen Höhen doch beträchtlichen Risiken für Leben und Gesundheit einzugehen, aber offensichtlich häufig mit nur vager Kenntnis eines kaum kalkulierbaren Phänomens, das man Höhenkrankheit nennt. Deren Gefahren wurden durch die praktischen Erfahrungen der Bergsteiger bekannt und Schritt für Schritt durch die höhenmedizinische Forschung wissenschaftlich analysiert.
Das vorliegende Handbuch für Trekking- und Expeditionsmedizin fasst den aktuellen Wissensstand über Vorbeugung und Therapie der Höhenkrankheit prägnant und übersichtlich zusammen. Beiden Autoren, gleichermaßen engagierte Bergsteiger, Forscher und Ärzte, sei hier für diese wertvolle Arbeit gedankt, die ihre persönliche Handschrift trägt.

Autoren, Förderer und Herausgeber wollen dem Erlebnis bei der Erforschung von Neuland und bei der Erfahrung persönlicher Leistungsfähigkeit nicht den Reiz nehmen. Sie wollen ihren Beitrag liefern, das Bewusstsein von Bergsteigern und Ärzten für die Gefahren der Höhe zu schärfen, möglichen Unfällen rechtzeitig vorzubeugen und die bewährten Möglichkeiten für Hilfe und Rettung anzuwenden.

Viel Spaß bei der Lektüre wünscht Ihnen,

Ralph Bernhard
Geschäftsführer
DAV Summit Club

Handbuch der Trekking- und Expeditionsmedizin

Vorwort

Als vor 16 Jahren die erste Auflage dieses Handbuches erschien, konnte wohl keiner die unglaubliche Entwicklung vorausahnen: Der explodierende Höhentourismus hat seither allein in Nepal um das 10-fache zugenommen. Durch die Everestregion wälzen sich jetzt pro Saison weit über 30.000 Trekker. Mehr als 60.000 Menschen berennen alljährlich den Kilimandscharo. Fassungslos nimmt man zu Kenntnis, dass auf dem Everestgipfel, jedes Jahr von weit über 100 Personen erklommen, bereits ein Beinamputierter und ein Blinder standen, und ein anderer lief sogar in 16 Stunden und 42 Minuten vom Basislager auf den Gipfel. Da hat es oft den Anschein, dass die höchsten Berge, jahrtausendelang als Sitz der Götter respektiert, mancherorts rücksichtslos zu Turngeräten der Eitelkeiten degradiert werden.

Dennoch sucht die große Mehrheit, davon sind wir überzeugt, nicht dieses globale Spektakel, sondern noch immer das unbeschreibliche Naturerlebnis der faszinierenden Hochgebirge unserer Erde. Gerade wir Höhenmediziner gehören zu jenen, die mit besonderem Respekt den hohen Bergen begegnen, ja mit zunehmender Demut, je mehr unser Wissen wächst. Wir versuchen, die Grenzen des Lebbaren in dieser Welt von Sauerstoffmangel, Stürmen, Kälte und Unwirtlichkeit aufzuspüren. Um die Gesetzmäßigkeiten herauszufinden, nach denen die Natur uns in diese Sphären einzudringen erlaubt, in der wir Menschen biologisch an sich ja nichts verloren haben. Davon handelt dieses Buch.

Dass vier Jahre nach der letzten Auflage (2004) diese vollständig überarbeitete Neufassung erscheint, liegt nicht nur an der enormen Nachfrage, sondern auch daran, dass sich das Wissen um die Höhe in den letzten Jahren stark verdichtet hat. Auch wenn noch allenthalben große Fragezeichen offen bleiben. Die vorliegende Fassung der Richtlinien der Österreichischen Gesellschaft für Alpin- und Höhenmedizin und der Deutschen Gesellschaft für Berg- und Expeditionsmedizin ist auch für medizinische Laien verständlich. Unser besonderer Dank gilt dem DAV Summit Club, der die Drucklegung dieses im deutschsprachigen Raum einmaligen Handbuches, einer Zusammenfassung des aktuellen Wissens der Höhen-, Trekking- und Expeditionsmedizin, immer wieder so engagiert und großzügig ermöglicht.

Dr. Wolfgang Schaffert
D-83313 Siegsdorf

Univ.-Prof. Dr. Franz Berghold
A-5710 Kaprun

Einleitung

Am Beginn dieses Jahrhunderts hatten die Landkarten der Welt noch viele weiße Flecken, die den Entdeckerdrang des Menschen herausforderten. Nach den Abenteurern kamen die Forscher, dann die Landvermesser, und schließlich die Makler einer profitorientierten Tourismusindustrie, um die Wildnis der Wüsten, Urwälder und Gebirge der Erde für jedermann käuflich und verfügbar zu machen.

Mittlerweile, so schätzt die WHO, suchen weltweit jährlich etwa 40 Millionen Reisende große und extreme Höhen auf. Rund 420 Millionen Menschen leben ständig in Gebirgsregionen, mehr als 40 Millionen davon in Regionen oberhalb 2500 m sowie 25 Millionen in Höhen über 3500 m Seehöhe. Das bedeutet, dass mehr als 180 Millionen Menschen dem Höhenrisiko ausgesetzt sind, und jedes Jahr werden es mehr.

Die offizielle nepalesische Statistik verzeichnet derzeit jährlich knapp eine halbe Million Auslandstouristen und beziffert den Anteil an Höhentouristen (Trekking, Bergbesteigungen) mit rund 70 Prozent, das wären immerhin 350.000 Personen.

Zwischen großen und extremen Höhen liegen ebenso Welten wie zwischen dem Höhentrekking und dem Höhenbergsteigen. Während beim Trekking, das sich überwiegend in Höhen unter 5500 m abspielt, die statistische Mortalität nur 0.01 % beträgt, liegt die Erkrankungs- bzw. Verletzungsrate beim Expeditionsbergsteigen bei rund 25 %, und die Mortalität ist mit etwa 3 % 300 mal höher als beim Höhentrekking. An den höchsten Achttausendern starben in manchen Jahren rund ein Viertel der Gipfelbezwinger. Alle fünf Frauen, die bisher auf dem Gipfel des K2 standen, sind inzwischen nicht mehr am Leben. *If I want the ultimate thrill I´ve got to be willing to pay the ultimate price.*

Der Zeitgeist - „no risk, no fun, no life“ - nimmt jedenfalls keine Rücksicht darauf, dass ab etwa 7000 m Meereshöhe die „Todeszone“ (Wyss-Dunant, 1952) beginnt. Dort oben bewegt man sich im ungemein schmalen und völlig unkalkulierbaren Grenzbereich zwischen Erfolg und Tod. Extreme Hypoxie (Sauerstoffmangel) stellt immer, auch unter optimalen äußeren Bedingungen, eine permanente Bedrohung vor allem der Gehirnfunktionen dar.
Im Zusammenspiel mit Hypothermie (Kälte), Hypoglykämie (Nahrungsdefizit) und Dehydrierung (Flüssigkeitsmangel) stellt Hypoxie in extremen Höhen nur zu oft ein tödliches Kleeblatt dar, eine *„Hydra mit vier Köpfen“*.

Der Mount Everest, der jährlich von rund 100 Personen und bis heute bereits weit mehr als 1.300 mal (6000 Versuche) bestiegen wurde, geriet zumindest zwei Mal weltweit in die Schlagzeilen: 1953 durch die Erstbesteigung und 1996 durch 13 Tote im Gipfelorkan innerhalb weniger Stunden. In den 48 Jahren zwischen 1921 und 1969 gab es insgesamt nur 29 Expeditionen auf den Everest, in den Siebziger Jahren waren es bereits 27 und in den Achtziger Jahren 144. 1993, 40 Jahre nach der Erstbesteigung, machten sich 15 Expeditionen mit insgesamt 294 Teilnehmern zum Everest auf, und 81 Personen erreichten in einem Massenansturm den Gipfel. Am 10.Mai dieses Jahres gelangten 40 Leute zum höchsten Punkt. Bis 1999 sammelten sich übrigens an die 1.115 Tonnen Expeditionsmüll an diesem Berg an.

Beim Trekking ist das Risiko eines Höhentods zwar wesentlich geringer: In Nepal stirbt nur einer von 30.000 Trekkingtouristen. Aber auch diese seltenen Todesfälle wären weitgehend vermeidbar: Denn jeder kann höhenkrank werden, wenn er nur schnell genug hochsteigt.

Dennoch: es gibt zahlreiche Höhenbergsteiger, die noch nie in ihrem Leben ernstlich höhenkrank wurden und noch nie eine schwere Verletzung erlitten. Das sind diejenigen, die sich einen entsprechenden Respekt und ein gesundes Maß an Demut vor der gewaltigen Natur der höchsten Berge bewahrt haben - oder etwas prosaischer ausgedrückt: Die sich konsequent und kompromisslos an die Spielregeln des Höhenbergsteigens halten.

1. Der Mensch in der Höhe

Physikalische Bedingungen

Neben der zunehmenden Kälte, der trockenen Luft und der erheblich erhöhten UVB-Strahlung ist es vor allem der Sauerstoffmangel (Hypoxie), der mit zunehmender Höhe dem Funktionieren des menschlichen Organismus, seiner Leistungsfähigkeit, ja seinem nackten Überleben Grenzen setzt: Der Sauerstoffpartialdruck vermindert sich mit zunehmender Höhe: Auf 5500 m Höhe beträgt er gerade die Hälfte, auf 8500 m nur mehr ein Drittel des Drucks auf Meereshöhe.

Der am Berg gemessene Barometerdruck und damit auch der Sauerstoffpartialdruck sind infolge der bodennah höheren Lufttemperaturen durchwegs höher als in der Normatmosphäre und variieren nach Kälte und Jahreszeit. Auch sinkt der Atmosphärendruck auf einer bestimmten Höhe, je näher eine Region zu den Polen liegt (Abbildung 1). Würde der Everest auf der *geografischen Breite* des Denali liegen, wäre seine Besteigung ohne Sauerstoffgeräte wohl undenkbar.

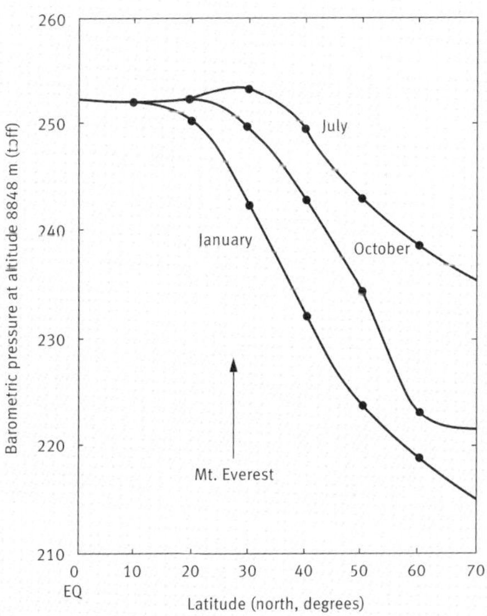

Abb 1: Barometerdruck, geografische Breite und Jahreszeit. Am Beispiel Everest zeigen sich ausgeprägte Druckunterschiede zwischen Winter, Vormonsun und Nachmonsun (nach WARD, MILLEDGE und WEST).

Akuter Sauerstoffmangel

Eine rasche Höhenexposition kann bereits ab etwa 1500 m zu messbaren Funktionseinschränkungen komplexer Gehirnfunktionen führen. Bei akuter Exposition auf 4000 m treten Schwindel, Herz- und Atemstörungen, ab etwa 5000 m Gleichgewichtsstörungen und Sehverminderungen und ab 6000 m Kollapszustände, Bewegungsstörungen, Krämpfe und Bewusstlosigkeit auf. Oberhalb von 7000 m werden rund 80 %, auf Everesthöhe (8848 m) praktisch alle Menschen innerhalb von 2-3 Minuten bewusstlos und sterben kurz darauf.

Eine plötzliche Exposition auf größere Höhen ist also stets ein akut lebensbedrohliches Ereignis. Je langsamer hingegen eine Höhenexposition abläuft, desto eher ist ein Überleben möglich. Die Reaktion des menschlichen Organismus auf Sauerstoffmangel in der Höhe (hypobare Hypoxie) ist also vor allem *zeitabhängig*.

Subakuter Sauerstoffmangel – die Höhenstufen

Sofern also keine rasche, sondern eine langsame Exposition an Höhenlagen erfolgt, besteht die Möglichkeit einer Anpassung. Aufgrund typischer physiologischer Reaktionsunterschiede auf „subakute" Hypoxie und in Hinblick auf das typische Auftreten der akuten Höhenkrankheit werden ab etwa 1500 m Seehöhe bis hin zum höchsten Punkt der Erde, dem 8848 m hohen Everestgipfel, drei Höhenstufen definiert:

1500 – 2500 m	Mittlere Höhen	Sofortanpassung genügt
2500 – 5300 m	Große Höhen	Sofortanpassung reicht nicht aus, Akklimatisation ist erforderlich
5300 – 8848 m	Extreme Höhen	vollständige Akklimatisation ist nicht mehr möglich, wohl aber Atemanpassung, daher nur Kurzaufenthalt möglich

Mittlere Höhen:

Die sauerstoffarme Einatmungsluft führt zu einem verminderten Sauerstoffdruck im Blut. Die so genannte arterielle Sauerstoffsättigung (SaO2) liegt dabei wegen der besonderen Bindungseigenschaften an das Hämoglobin in Ruhe noch auf über 90 %. Der verminderte Sauerstoffdruck schränkt die Sauerstoffversorgung der Gewebe in diesen Höhen kaum ein.

Eine Höhenakklimatisation ist hier nicht erforderlich. In den ersten Tagen des Aufenthaltes in mittleren Höhen resultiert aber eine verstärkte Atmung (Hyperventilation) in Ruhe und vor allem unter Belastung sowie eine verminderte Ausdauerleistungsfähigkeit (siehe Seite 20). In diesen Höhenlagen kommt die akute Höhenkrankheit praktisch nicht vor, was als charakteristisches Merkmal der mittleren Höhen angesehen wird.

Große Höhen:
Im Übergangsbereich zwischen mittleren und großen Höhen, um etwa **2500 m**, beginnt jenes Niveau, ab welchem sich der menschliche Organismus gezielt akklimatisieren muss, um schadlos zu überleben. Diesen Übergangsbereich nennt man daher die **Schwellenhöhe**. Die Schwellenhöhe ist für die Höhenpraxis von besonderer Bedeutung, wie wir noch sehen werden. Die SaO2 fällt hier bereits deutlich unter 90 %. Die Ausdauerleistungsfähigkeit nimmt um ca. 10 % pro 1000 Höhenmeter ab. Bei Anstrengungen und auch im Schlaf vermindert sich der Blutsauerstoffgehalt zusätzlich. Akklimatisationsstörungen, also alle Formen der akuten Höhenkrankheit, treten bevorzugt in diesen Höhenlagen auf.

Extreme Höhen:
An extreme Höhen kann man sich nicht mehr vollständig akklimatisieren. Damit ist ein dauerhafter Aufenthalt nicht mehr möglich, weshalb die höchstgelegene ständig bewohnte menschliche Siedlung der Erde auch nicht höher als auf 5100 m Seehöhe liegt (La Rinconada, Peru). Ein ausgeprägter Blutsauerstoffmangel und eine massive Hyperventilation (Atemsteigerung) stehen nun im Vordergrund. Die fortschreitende Beeiträchtigung aller physiologischen Funktionen führt zum Tod, wenn man sich zu lange in diesen Höhen aufhält („Todeszone").

Trotzdem ist eine schrittweise Anpassung der Atmung (nämlich durch Hyperventilation) zum Leistungserhalt und schließlich zum nackten Überleben möglich und auch unverzichtbar, denn nur diese massive Hyperventilation sichert die Sauerstoffversorgung des Organismus. Der Zeitbedarf für eine solide Atemanpassung liegt allerdings bei bis zu 40 Tagen.

Akklimatisationsmechanismen

Akklimatisation ist jener physiologische Prozess, der bei Exposition an die Höhe stattfindet, um die Sauerstoffversorgung der Gewebe trotz vermindertem atmosphärischen Sauerstoffdruck aufrecht zu erhalten.

Deterioration bezeichnet jenen Zustand, der bei längerem Aufenthalt in extremen Höhen auftritt (nach Wochen oberhalb von 5500 m, nach Tagen oberhalb 8000 m), ist gekennzeichnet durch Appetitverlust, Gewichtsverlust, Lethargie, Verlust an Urteilskraft und Denkfähigkeit und kann schließlich zum Tod führen.

Adaptation nennt man die Summe aller biologischer Veränderungen, die sich bei Höhenbewohnern im Laufe von vielen Generationen im Sinne eines evolutionären Selektionsprozesses entwickeln.

Vereinfacht lässt sich der Ablauf der Höhenakklimatisation folgendermassen darstellen: Dringt man in unangepasste Höhen vor, folgt einer physiologisch recht aufwendigen Akutreaktion, der so genannten Sofortanpassung (das ist der eigentliche **Akklimatisationsvorgang**), nach einer bestimmten Zeitspanne **(Akklimatisationsdauer)** die dauerhafte Anpassung **(Akklimatisation)**.
Erst dann ist man wieder, wenn auch auf einem hypoxiebedingt niedrigerem Leistungsniveau, voll belastbar (Abbildung 2).

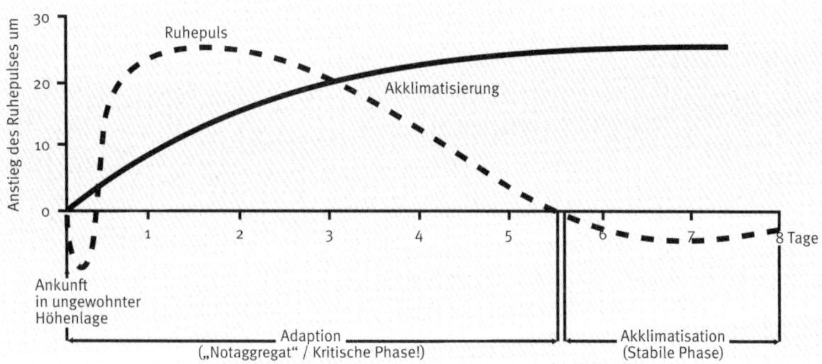

Abb 2: Die Sofortanpassung wird nach erfolgreichem Akklimatisationsvorgang von der dauerhaften Anpassung (Akklimatisation) abgelöst.

Zur Verbesserung der Sauerstoffversorgung der Organe unter Hypoxie erfolgen vielschichtige dynamische Anpassungsvorgänge:

1. Eine Exposition des Organismus an einen reduzierten Sauerstoffdruck wird sofort durch eine **Beschleunigung der Atmung** sowie durch eine **Zunahme des Herzminutenvolumens** (insbesondere der **Herzfrequenz**) kompensiert.
2. Bei anhaltender Hypoxie werden zeitverzögert **weitere Anpassungsvorgänge** ausgelöst, um insgesamt eine Verbesserung des Sauerstoffgehaltes des zirkulierenden Blutes sowie der Organe und Gewebe zu bewirken.

Atemsteigerung: Der wohl wichtigste Anpassungsmechanismus an Höhen ab etwa 1500 m besteht in einer unmittelbar durch Hypoxie hervorgerufenen Hyperventilation (HVR). Diese Reaktion setzt bei Höhenexposition innerhalb von Sekunden ein, nimmt in der Folge weiter zu und erreicht nach etwa zwei Wochen ihre volle Ausprägung (ventilatorische Akklimatisation). Auf Gipfelhöhe des Everest (8848 m) beispielsweise verdoppelt sich das Atemminutenvolumen. Die ventilatorische Akklimatisation führt zu einer Verbesserung der Sauerstoffversorgung, indem sie zu einer besseren Aufsättigung des Hämoglobins führt.

Die HVR weist individuelle Unterschiede auf. Warum sie beim einzelnen mehr oder weniger stark ausgeprägt ist, hängt von heute noch weitgehend unbekanten Umständen ab und dürfte vielleicht genetisch determiniert, also angeboren sein. Jedenfalls konnte nachgewiesen werden, dass Bergsteiger, die an einem Höhenlungenödem erkrankten, eine verminderte Empfindlichkeit der Atemrezeptoren auf Hypoxie aufweisen. Tibeter weisen übrigens eine nahezu zwei mal so große HVR auf als Andenhochlandbewohner, und auch die Ventilation in Ruhe ist bei Tibetern noch um den Faktor 1.5 höher.

HVR wird erhöht durch:	■ Akute Höhenexposition ■ Stimulantien (z.B. Coffein) ■ Progesteron
HVR wird vermindert durch:	■ Sedativa, Hypnotika, Opioide ■ Codein, Antihistaminika ■ Alkohol
Keinen Einfluss auf HVR haben:	■ Trainingszustand ■ Geschlecht ■ Lebensalter

Herz-Kreislauf-System: Der neben der HVR kurzfristig wichtigste Kompensationsmechanismus zur Erhaltung der Sauerstoffversorgung ist die sympathikotone Erhöhung des Herzminutenvolumens. Das äußert sich in einer Herzfrequenzerhöhung.

Blut: Eine Zunahme der roten Blutkörperchen (Erythrozyten) pro Volumeneinheit sowie ein Anstieg der Hämoglobinkonzentration sind die wohl bekanntesten Aspekte der Höhenakklimatisation. Anfangs, also bereits innerhalb weniger Stunden nach Aufstieg in große und extreme Höhen, äußert sich dies durch eine Verminderung des Plasmavolumens (Hämokonzentrationspolyglobulie), das heißt: das Blut wird durch Flüssigkeitsabgabe (s.u.) eingedickt. Die eigentliche Höhenpolyglobulie (absolute Vermehrung der Erythrocyten) kommt hingegen erst nach 2 bis 3 Wochen Höhenaufenthalt zum Tragen und erreicht schließlich nach etwa 6 Monaten ein Gleichgewicht.

Diese durch Hypoxie hervorgerufene Abnahme des Plasmavolumens erfolgt innerhalb weniger Stunden, stellt einen charakteristischen Anpassungsvorgang auf Hypoxie dar und wird durch die so genannte Höhendiurese (vermehrte Urinausscheidung) bewirkt. Der biologische Sinn dieser hypoxischen Hämokonzentrationspolyglobulie liegt in einer Zunahme der Sauerstofftransportkapazität pro Volumeneinheit Blut.

Bei der Höhendiurese als Anpassungsvorgang an Hypoxie ist aber immer auch der Grenznutzen zu beachten, die Kehrseite der Medaille, der Preis sozusagen, der für dieses biologische Bemühen um eine Verbesserung der Sauerstofftransportkapazität fällig werden kann: Bei weiterer Zunahme der Blutviskosität zusammen mit einem Anstieg der pulmonalen Gefäßwiderstände beginnen sich nämlich die Fließeigenschaften des Blutes empfindlich zu verschlechtern. Denn die hypoxische Plasmavolumenabnahme kann beim Höhenbergsteigen verstärkt werden durch den starken Flüssigkeitsverlust in der trockenen Luft (vermehrte Abatmung), weiters durch Schwitzen, Anstrengung, mangelndem Flüssigkeitsausgleich durch zu wenig Trinken oder durch Durchfälle. Der aus allen diesen potentiellen Faktoren resultierende Hämatokritanstieg kann die Zirkulation in den Kapillaren und damit die Sauerstoffversorgung der Gewebe massiv verlangsamen und die Mikrozirkulation teilweise sogar vollständig zum Erliegen bringen.

Die **Dauer des Akklimatisationsvorganges** ist individuell verschieden lang und hängt zudem von der Geschwindigkeit des Aufstieges, der absolut erreichten Höhe, dem relativ bewältigten Höhenunterschied und vom Gesundheitszustand, nicht jedoch vom Ausdauertrainingszustand ab. Folgende sogenannte **Akklimatisationszeiten** sind daher nur ungefähre Anhaltspunkte: Auf 4000 m Höhe etwa drei bis sechs Tage, auf 5000 m Höhe rund zwei bis vier Wochen.

Hat man sich auf eine bestimmte Höhe akklimatisiert und steigt in der Folge weiter hoch, beginnt der Akklimatisationsprozess wieder von vorne.
Akklimatisation erfolgt also stets stufenweise.

Eine dauerhafte Akklimatisation sowie eine Regeneration nach Vorstößen in extreme Höhen sind nur bis zu einer Seehöhe von maximal 5300 m möglich. Ein Basislager sollte daher nie höher liegen. Oberhalb dieser Höhe kommt es selbst bei völliger körperlicher Schonung zum massiven Gewichtsverlust und physischen Verfall (sog. **Höhendeterioration**), und zwar umso rascher, je höher man sich aufhält. Oberhalb von 8000 m Seehöhe kann der Tod durch Höhendeterioration innerhalb von Stunden bis wenigen Tagen eintreten.

Achtung: Beim üblichen drei bis vier Wochen dauernden Höhentrekking, aber auch beim Höhenbergsteigen in großen und extremen Höhen bewegt man sich ständig in wechselnden Höhenlagen, sodass der Organismus keine Möglichkeit hat, sich an eine bestimmte Aufenthaltshöhe stabil zu akklimatisieren. **Man befindet sich also üblicherweise permanent in einer (instabilen und daher kritischen) Akklimatisationsphase. Es besteht also ständig das Risiko, höhenkrank zu werden.**

Wie hoch kann man ohne künstlichen Sauerstoff steigen?
Nur aufgrund seiner Äquatorialnähe und unter günstigen atmosphärischen Druckverhältnissen (vergleiche dazu Abbildung 1) ist ein Mensch ohne künstliche Sauerstoffatmung auf dem Everestgipfel gerade noch überlebensfähig. Bei einem nur 5%igem weiteren Absinken des Atmosphärendrucks, also von 253 auf 240 mm Hg (das entspräche einer Höhe von etwa 400 Höhenmeter über dem Everestgipfel) würde die äußerste Grenze der Hypoxietoleranz bereits überschritten werden. Die Überlebenschancen ohne Sauerstoff sind auf dem Everestgipfel umso größer, je höher der Luftdruck (Schönwetter, Jahreszeit) ist. Erfolg und Tod liegen also in diesen Höhenlagen ganz knapp beieinander.

Die Leistungsfähigkeit in der Höhe

Höhentrekking erfordert Grundlagenausdauer, Höhenbergsteigen Langzeitausdauer und Kraftausdauer. Aus leistungsphysiologischer Sicht weisen **Höhentrekking** und **Höhenbergsteigen** folgende unterschiedliche Charakteristika auf:

Höhentrekking:

- Gehen überwiegend auf Wegen
- Höhenbereich von 2500 bis 5500 m
- Geringe Traglasten
- Tagesgehzeit von 4 bis 6 Stunden
- Tägliche Schlafhöhenunterschiede 300 bis 400 Höhenmeter
- **sehr inhomogenes, meist trainingsschwaches Publikum**

Höhenbergsteigen:

- Gehen und Steigen im weglosen Gelände, Klettern
- Höhenbereich 5000 bis 8848 m
- Größere Traglasten
- Tagesetappen von 6 bis 10 Stunden und darüber
- Tägliche Schlafhöhenunterschiede oberhalb 5300 m bis 1000 Höhenmeter
- **meist hochmotivierte, gut trainierte Leistungssportler**

Höhe bedeutet eine reduzierte Sauerstoffaufnahme und damit die Beeinträchtigung des Ausdauerleistungsvermögens. Bis zu einer Höhe von etwa 1500 m vermindert sich die Ausdauerleistungsfähigkeit kaum. Dann aber sinkt die maximale Sauerstoffaufnahme um etwa 10 Prozent pro 1000 Höhenmeter. Die submaximale Leistungsfähigkeit reduziert sich in geringerem Maße.

Konkret bedeutet dies unabhängig von der Höhenakklimatisation:

in ca. 3000 m	10 %	80 % VO_{2max}
in ca. 5000 m	30 %	60 % VO_{2max}
in ca. 6000 m	40 %	50 % VO_{2max}
in ca. 7000 m	50 %	40 % VO_{2max}
in ca. 8000 m	60 %	30 % VO_{2max}

In Hinblick auf die Beeinträchtigung der Steigleistung in der Höhe bedeutet dies für Höhenbergsteiger (mittlere Kolonne) und Höhentrekker (rechte Kolonne):

Höhenbereich	**Leistung**	
unter 2000 m	500 Hm/h	300 Hm/h
ca. 3000 m	425	255
ca. 4000 m	375	225
ca. 5000 m	325	195
ca. 6000 m	275	165
ca. 7000 m	225	135
ca. 8000 m	175	105

Sehr gut trainierte Athleten erfahren in der Höhe eine relativ stärkere Leistungsminderung als untrainierte Personen. Die Lunge ist nämlich nicht trainierbar, passt sich kaum an, stellt also ein „starres System" dar und wird daher beim Trainierten zum leistungslimitierenden Faktor in der Höhe.

Trainingsziele:
Die **Steigleistung in Höhenmetern pro Stunde** und die **relative maximale Sauerstoffaufnahme** für mehrstündige Aufstiege von mindestens 1000 Höhenmetern (mit Rucksack) unterhalb der Schwellenhöhe zeigt das folgende praktikable Trainings-Testmodell:

Zielgruppe	**Steigleistung**	**Max.rel.O2-Aufnahme**
Untrainierte	300 – 400 Hm/h	42 – 52 ml/kg/min
Trekkingtourismus in Höhen von 3000-5000 m	500 Hm/h	52 – 55 ml/kg/min
Höhenbergsteigen in Höhen über 5000 m	600 Hm/h	55 – 64 ml/kg/min
Höhenbergsteigen in Höhen über 6500 m	> 600 Hm/h	> 65 ml/kg/min

Im Gegensatz zu Spitzenathleten vergleichbarer Ausdauersportarten weist die Weltelite der Höhenbergsteiger eine recht bescheidene maximale Sauerstoffaufnahmefähigkeit auf. Was die körperliche alpinistische Leistung in größeren Höhen aber nun tatsächlich begrenzt, ist noch weitgehend unbekannt und hängt offensichtlich nicht allein vom Herzminutenvolumen oder von der Atemsteigerung ab. Allerdings wurde festgestellt, dass Personen mit einer guten HVR eine ausgeprägtere Belastungsventilation, eine geringere arterielle

Sauerstoffentsättigung und eine bessere Steigleistung aufweisen. Vor allem in extremen Höhen bedeutet eine gute HVR also auch eine bessere Leistungsfähigkeit.

Ein einfaches Modell zum Verständnis der **Zusammenhänge zwischen Höhenakklimatisation und Leistungsfähigkeit** stammt von Richalet. Die physiologischen Reaktionen auf Höhenexposition können demnach in vier Phasen gegliedert werden (Abbildung 3).

Die Phase 1 (bis zu 6 Stunden nach Erreichen einer neuen Höhe) ist weitgehend unauffällig. Die Phase 2 (6 Stunden bis 7 Tage) wird als die Anpassungsphase (Akklimatisationsvorgang) bezeichnet, in welcher sich die meisten physiologischen Veränderungen ereignen. Alle Formen der Höhenkrankheit treten fast ausschließlich in dieser Phase auf.

In der Phase 3 (etwa 7 bis 21 Tage) ist der Organismus so weit an die neue Höhenlage angepasst, dass nun die aerobe Ausdauerleistungsfähigkeit zum Tragen kommen kann (Akklimatisation). Ein optimaler aerober Nutzungsgrad einer möglichst hohen VO_{2max} ist entscheidend für die Leistung beim Höhenbergsteigen. In der Phase 4 (ab etwa 5300 m) beginnt sich der Höhenaufenthalt in Abhängigkeit von der Höhe und der Expositionsdauer zunehmend lebensbedrohlich auszuwirken: Gewichtsverlust (Verlust an Fett- und Muskelmasse) sowie Dehydrierung.

Eine gute Atemantwort (HVR) auf Hypoxie vermindert möglicherweise das Risiko von schweren Anpassungsstörungen in der Akklimatisationsphase, während eine hohe Ausdauerleistungsfähigkeit in der darauffolgenden Phase ein besseres und sichereres Bergsteigen erlaubt. Diese Überlegungen sind aber insoferne rein theoretisch, als sowohl die Akklimatisation als auch das Risiko von AMS, HAPE oder HACE individuell von etlichen anderen, nicht messbaren Einflussfaktoren bestimmt wird, die wesentlich bedeutsamer sein können als die HVR. Daher hätte eine HVR-Bestimmung keinen Voraussagewert.

Maßgeblich für Tempo und Höhentaktik einer Gruppe muss daher immer die Akklimatisationsfähigkeit aller Teilnehmer und darf niemals deren Leistungsfähigkeit sein.

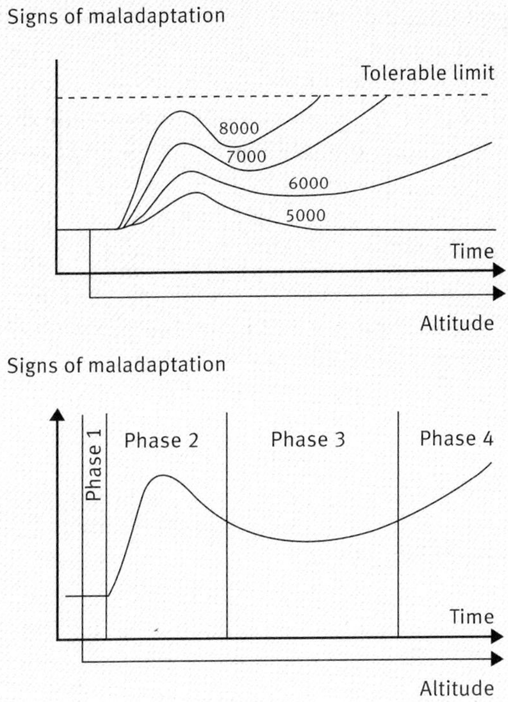

Abb 3: Die vier Phasen der Reaktion auf Höhenexposition (nach RICHALET)

Trainingsvorbereitungen

Die Akklimatisation an Hypoxie erfolgt also völlig unabhängig von der individuellen körperlichen Leistungsfähigkeit. Ein solider Ausdauertrainingszustand ist aber später, nach erfolgter Akklimatisation, leistungsbestimmend und in extremen Höhen sogar ein erstrangiger Sicherheitsfaktor. Daher ist ein gezieltes und möglichst individuell gesteuertes Trainingsprogramm unumgänglich. Jedes Training erfordert stets eine konkrete Zielsetzung. Spezifische Ziele der Trainingsvorbereitungen sind hier eine solide *Grundlagenausdauer (Höhentrekking)* bzw. *Langzeitausdauer / Kraftausdauer (Höhenbergsteigen).*

Ein Trainingsprogramm, das erst in den letzten Wochen vor der Reise stattfindet, verbessert in der Regel nicht die Leistungsfähigkeit. Jedes effiziente Ausdauertraining muss daher längerfristig, möglichst natürlich ganzjährig, angelegt sein.

TRAININGSUMFANG HÖHENTREKKING:
Folgende Rahmenbedingungen führen zu einer soliden Grundlagenausdauer:

- GESAMTUMFANG: 90 - 120 Minuten pro Woche (Minimalprogramm)
- BELASTUNGSINTENSITÄT: 50 - 60 % VO_{2max} (extensive Belastung)
- WÖCHENTLICHE TRAININGSEINHEITEN: 3 mal 30 - 40 min oder 2 mal 45 - 60 min oder 5 mal 20 - 25 min.

TRAININGSUMFANG HÖHENBERGSTEIGEN:
Folgende Rahmenbedingungen zielen auf eine solide Langzeitausdauer und Kraftausdauer:

- GESAMTUMFANG: 3 - 4 Stunden pro Woche (Optimalprogramm)
- BELASTUNGSINTENSITÄT: 70 - 80 % VO_{2max} (intensive Belastung) oder
50 - 60 % VO_{2max} (extensive Belastung)
- WÖCHENTLICHE TRAININGSEINHEITEN: 2 mal 60 - 75 min. extensiv und
2 mal 30 - 45 min. intensiv
- ZUSÄTZLICHES KRAFTAUSDAUERTRAINING

Eine ausbelastende ergometrische Leistungsdiagnostik auf dem Fahrrad- oder (besser) Laufbandergometer ist zur Vorbereitung einer Höhenbergfahrt aus folgenden Gründen empfehlenswert:.

- Feststellung allfälliger kardiopulmonaler Risikofaktoren oder Gesundheitsstörungen
- Feststellung der individuellen Leistungsfähigkeit
- Individuelle Trainingsplanung und Trainingskontrolle.

Gibt es ein vorbereitendes Höhentraining („Vor-Akklimatisation“)?

Sehr häufig wird die Frage gestellt, ob es Methoden der „Vor-Akklimatisation" gibt, die den späteren Akklimatisationsprozess erleichtern, beschleunigen oder verbessern könnten. Und zwar entweder spezielle Höhen-Trainingsprogramme vor Beginn der Höhenbergfahrt, Aufenthalte in einer Unterdruckkammer oder einfach nur längere bzw. wiederholte hochalpine Höhenaufenthalte.

Das aktuelle Schlagwort heißt **intermittierende Hypoxie**. Darunter versteht man regelmäßige, zeitbegrenzte Trainingseinheiten unter Sauerstoffmangel entweder in Unterdruckkammern oder durch Maskenatmung von Sauerstoffmangelgemischen usw.. Solche Programme werden mancherorts bereits kommerziell angeboten. Obwohl bis dato noch immer kein wirklich verlässliches Konzept der intermittierenden Hypoxie zur Vorbereitung von Höhentrekking und Höhenbergsteigen existiert.

Eine durchaus bewährte Vorbereitung kann hingegen eine mehrtägige Übernachtung deutlich über der Schwellenhöhe (also auf mindestens 3000 m Seehöhe) in den Alpen bewirken. Der daraus resultierende spätere Akklimatisationsvorteil kommt allerdings nur dann zum Tragen, wenn zwischen diesen Höhenaufenthalten in den Alpen und dem Wiederaufstieg etwa im Himalaya nicht mehr als etwa eine Woche vergangen sind. Sonst würde die „Vorakklimatisation" keinen Zeitgewinn bringen.

Das Scheitern in der Höhe

Misslingt die Höhenanpassung, wird man höhenkrank. Akute Höhenanpassungsstörungen unterscheidet man heute nach zerebralen (AMS, HACE) und pulmonalen (HAPE) Formen. Daneben gibt es noch hypoxiebedingte Unterhautödeme und Retinablutungen sowie einige andere höhentypische Gesundheitsstörungen.

Hypoxie kann aber nicht nur zu den verschiedenen Formen der akuten Höhenkrankheit führen, sondern auch indirekt gefährlich werden, und zwar vor allem durch ein erhöhtes Risiko von **Kälteschäden, Thrombosen** bzw. **Thrombembolien**.

Weiters muss man davon ausgehen, dass es nicht selten auch hypoxiebedingte zentralnervöse Fehlleistungen bzw. Ausfallserscheinungen sind, die beim Expeditionsbergsteigen eine so hohe **Unfallrate** bewirken. Immerhin werden zahlreiche ungeklärte Todesfälle in Höhen über 7000 m einem sog. **Organic-Brain-Syndrom** zugeordnet. Man versteht darunter eine Art Gehirnerschöpfung durch Sauerstoffmangel.

Das **Risiko**, in der Höhe eine gesundheitliche Schädigung oder gar den Tod zu erleiden, ist zwischen Höhentrekking und Höhenbergsteigen stark unterschiedlich: Beim **Höhentrekking** ist die Todesfallrate ist mit 0.015 Prozent erstaunlich gering (15 auf 100.000 Personen), wobei übrigens tödliche Unfälle vier mal häufiger geschehen als Fälle von Höhentod (13 % aller Todesfälle).

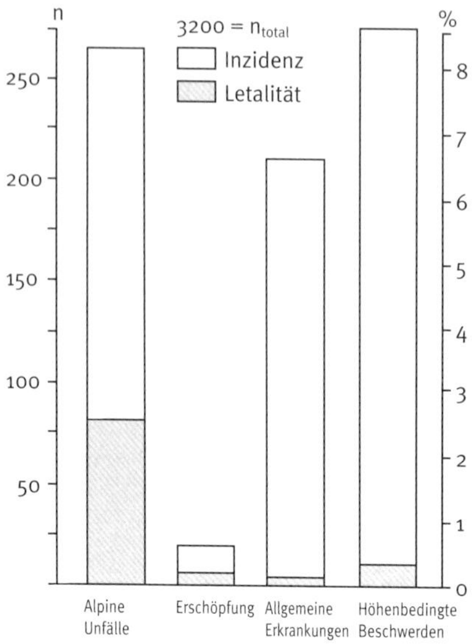

Abb 4
Inzidenz und Letalität gesundheitlicher Zwischenfälle auf Hochgebirgsexpeditionen (nach WEINGART)

Dagegen erleiden auf **Expeditionen** nach Weingart immerhin rund ein Viertel der Beteiligten gesundheitsgefährdende oder gar lebensbedrohliche Zwischenfälle (Todesfallrate 3%, das sind 3000 auf 100.000 Personen), wobei tödliche Traumen neun mal häufiger auftreten als tödliche Höhenödeme. Eine britische Statistik eruierte in extremen Höhen knapp 70% tödliche Verletzungen und über 17% tödliche Höhenödeme.

Demnach ist das Risiko eines tödlichen Zwischenfalles beim Höhenbergstegen etwa 200 mal größer als beim Trekking, wobei das Risiko mit der Höhe des Gipfelzieles zunimmt: An den höchsten Achttausendern betrug die Todesfallrate in manchen Jahren bis zu 25 % aller Gipfelbezwinger. Ausschlaggebend ist jedenfalls, dass die Mehrzahl aller Todesfälle beim Höhenbergsteigen direkt oder indirekt hypoxiebedingt ist. Im Wesentlichen beobachtet man dabei drei Todesursachen:

- Der plötzliche, nichttraumatische Tod meist durch Lungenembolie
- Tödliche Verletzungen durch Lawinenverschüttung, Absturz, Spaltensturz, Eisschlag, Steinschlag usw.
- Der Tod durch akute Höhenkrankheit (Höhenödeme, Höhendeterioration)

2. Vorbedingungen für Trekking und Höhenbergsteigen

Höhentauglichkeit

Die Reaktion auf eine neue Höhe ist sehr unterschiedlich, wobei vor allem folgende **individuelle Faktoren** maßgeblich sind:

- Genetische Disposition
- Aktueller Gesundheitszustand
- Ausmaß der Atemsteigerung durch Hypoxie (HVR)
- Ausmaß der Pulmonaldruckerhöhung durch Hypoxie
- Psychovegetative Verfassung u.a.m.

Keine Bedeutung für die Reaktion auf Hypoxie haben:

- Ausdauerleistungsfähigkeit
- Geschlecht
- Lebensalter

Kann eine individuelle Anfälligkeit auf akute Höhenkrankheit durch Testmethoden im Tal vorausgesagt werden?
Vor allem aufgrund der statistischen Korrelationen zwischen HVR und akuter Höhenkrankheit wird man häufig mit der Frage konfrontiert, ob es höhenmedizinische Untersuchungsmethoden (Testverfahren) gibt, die die individuelle Höhenverträglichkeit vorbestimmen könnten. Die Antwort lautet: Leider nein.

Eine Vorhersage der Höhentauglichkeit, etwa auf der Basis einer HVR-Messung, ist nämlich schon allein deshalb nicht möglich, weil so viele andere Faktoren für die Entstehung der verschiedenen Formen der Höhenkrankheit bedeutsam sind: Genetische Prädispositionen, die ganz offensichtlich nicht im Zusammenhang mit der HVR stehen, der „rate of ascent"(s.u.), vorausgehende Erkrankungen einschließlich respiratorischer Virusinfekte, Kältestress, Erschöpfung, Schlafmittel und etliches mehr. Nur wenn alle diese Variablen unter Kontrolle wären - was aber völlig unrealistisch ist - würde eine niedrige oder gar fehlende HVR prospektiv ein individuell höheres Risiko bedeuten, ein HAPE zu entwickeln. Es gibt aber zahlreiche erfolgreiche Höhenbergsteiger mit nahezu fehlender HVR (z.B. Habeler, Messner), die nie ein Höhenlungenödem bekamen. Eine niedrige HVR wäre daher keinesfalls Grund genug, vom Höhenbergsteigen abzuraten.

Die persönlichen Erfahrungen mit früheren Höhenaufenthalten besitzt beispielsweise eine wesentlich verlässlichere Voraussagekraft. Es gibt also bis heute keine einzige Testmethode zur Vorhersage der Anfälligkeit auf AMS bzw. HAPE.

Jede Akklimatisation hängt in erster Linie von der persönlich gewählten Höhentaktik ab, wobei es letztlich unerheblich ist, welche Werte vorher in einem höhenmedizinischen Labor festgestellt worden wären. Abgesehen von der individuell unterschiedlichen Disposition ist die Höhenverträglichkeit des einzelnen stets das Resultat des taktisch richtigen (oder falschen) Verhaltens in der Höhe. Darauf kommt es an.

Die Aufgabe einer höhenmedizinischen Beratung

Trotz des Fehlens entsprechender Labortestverfahren zur Feststellung der individuellen Höhentauglichkeit ist eine fachkundige höhenmedizinische Beratung von großer Bedeutung. Sie sollte nur von einem erfahrenen Höhenmediziner durchgeführt werden und stets folgende Punkte beinhalten:

- Erhebung und Bewertung bisheriger Höhenaufenthalte
- Detaillierte Bewertung des geplanten Höhenprofils
- Bewertung des Besteigungsstils
- Feststellung und Bewertung der körperlichen Leistungsfähigkeit
- Analyse der medizinische Infrastruktur im Zielgebiet
- Aufklärung und Information über Höhentaktik und Höhenkrankheit

Die wohl wichtigste Aufgabe einer höhenmedizinischen Beratung besteht neben einer **Analyse und Bewertung des geplanten Höhenprofils** in einer **fachkundigen Interpretation früherer Höhenaufenthalte:** Wenn die betreffende Person bereits früher an Höhenanpassungsstörungen litt, sollten diese genau analysiert werden, um die ursächlichen Faktoren aufzudecken und auf dieser Basis für die Zukunft verbesserte individuelle Akklimatisationsrichtlinien zu entwerfen. Untersuchungen haben ergeben, dass Risikopersonen, also Menschen mit einer großen Anfälligkeit auf akute Höhenkrankheit, bei künftigen Unternehmen durch konsequentere Höhentaktik zu rund 80 % symptomfrei wurden.

Persönliche Höhenerfahrungen aus den Alpen können übrigens nicht so ohne weiteres auf die Weltberge übertragen werden. Wohl aber scheinen frühere Aufenthalte in großen und extremen Höhen spätere Höhenunternehmungen zu erleichtern, und zwar wohl deshalb, weil man sich mit zunehmender Selbsterfahrung von Mal zu Mal routinierter, also taktisch höhengerechter verhält.

Wie sieht die Beratung von Personen ohne bisherige Höhenerfahrung aus? Höhenneulinge müssen dahingehend geschult werden, besonders sorgfältig die Frühzeichen einer gestörten Höhenanpassung zu beachten. Außerdem müssen sie lernen, ihre Beanspruchung stets so zu wählen, sich dabei nicht zu überlasten.

Obwohl es also für völlig Gesunde derzeit noch keine höhenspezifischen Testmethoden gibt, sind einige Abgrenzungen bzw. Einschränkungen gegeben, wenn jemand Gesundheitsprobleme hat:

Höhenspezifische Risikofaktoren

Vor Antritt jeder Höhenbergfahrt sind folgende einschränkenden Gesundheitsfaktoren in Hinblick auf die Sauerstofftransportfunktion (Atmung / Herz-Kreislauf / Stoffwechsel) zu berücksichtigen:

- Lungenventilationsstörungen
- Lungendiffusionsstörungen
- Lungenperfusionsstörungen
- Rezidivierende Lungenembolie
- Pulmonale Hypertonie
- Koronare Herzkrankheit (mit oder ohne manifeste Risikofaktoren bei Männern über 45 und Frauen über 55 Jahren)
- Arterielle Durchblutungsstörungen
- Organische Herzerkrankungen (z.B. offenes Foramen ovale, paroxysmales Vorhofflimmern usw.)
- Instabiles Asthma bronchiale
- Lungenteilresektion
- Anamnestisch wiederholtes HAPE
- Ausgeprägte Varikositas, Thromboseanamnese
- Proktologische Erkrankungen (Hämorrhoiden)
- Nierensteinanamnese

- Latente oder manifeste Infektionsherde
- Anfallsleiden
- Raynaud-Syndrom
- Migräne
- Prä- und postklimakterische Hormontherapie
- Erfrierungsanamnese
- Zahn- und Kiefererkrankungen
- Tropenerkrankungen
- Andere individuelle Gesundheitsschäden
- Gerinnungsstörungen

Vor Höhenaufenthalten sollten folgende Laborwerte sichergestellt sein:

- Hämatokrit > 40 %
- Hämoglobinkonzentration > 14 g/dl (Männer) / > 12 g/dl (Frauen)
- Aufgefüllte Eisenspeicher (Ferritin > 30 ng/ml)

Höhenaufenthalt bei vorbestehenden Erkrankungen

Bezüglich einiger weitverbreiteter vorbestehender Gesundheitsschäden wurden von der MECOM UIAA konkrete Empfehlungen publiziert, die hier modifiziert zusammengefasst werden:

Atmungssystem

Chronische Bronchitis, Lungenemphysem (COPD) sowie **alle anderen Ventilationsstörungen** führen in der Höhe zu verstärkter Atemnot und erhöhen das Höhenlungenödem-Risiko, zumal sie häufig mit einer pulmonalen Bluthochdruck verbunden sind. Eine **milde COPD** erhöht aber nicht das AMS-Risiko.

Patienten mit **Asthma bronchiale** fühlen sich bei Höhenaufenthalten meist wohler, wofür vermutlich der reduzierte Allergengehalt in der Atemluft, aber auch der gesteigerte Sympathiokotonus und die erhöhte Adrenalinproduktion verantwortlich sind. Andererseits können aber kalte Atemluft und Anstrengungen bedrohliche Asthmaanfälle provozieren.

Herz

Instabile Angina pectoris ist ein Grund, Höhenlagen zu meiden. Dagegen stellen eine gut eingestellte **arterielle Hypertonie** sowie ein erfolgreicher **Koronarer Bypass** keine Kontraindikationen dar. Auf Meereshöhe **klinisch stabile**

KHK-Patienten haben zumindest in mittlerer Höhe kein vermehrtes Risiko, auch relativ kurz nach einem Koronarereignis. Es gibt bislang keine Hinweise dafür, dass vorher asymptomatische Patienten in der Höhe ein besonderes Risiko für koronare Gefäßverschlüsse aufweisen würden. Hingegen bedeutet die Sympathikus-Aktivierung unter Höhenhypoxie für alle Formen der **Arrythmie** ein erhöhtes Risiko.

Blutkreislauf

Anämie verstärkt die Atemnot. Patienten mit **Gerinnungsstörungen** sollten das Höhenbergsteigen besser meiden, denn obwohl der Einfluss der Höhe auf das Gerinnungssystem noch nicht ausreichend geklärt ist, muss gerade bei diesen Patienten berücksichtigt werden, dass bei einem akuten Ereignis (Gefäßverschluss, Blutung) in den abgelegenen Hochgebirgen keine adäquate klinische Versorgung gewährleistet ist.

Hormonhaushalt

Hypoxie an sich hat keinen Einfluss auf den Zuckerstoffwechsel. Zahlreiche Patienten mit **Diabetes mellitus** haben selbst schwierige Besteigungen in extremen Höhen erfolgreich bewältigt. Sowohl Betroffene als auch Begleiter müssen aber gut über das Management von eventuellen hypo- oder hyperglykämischen Zuständen Bescheid wissen.

Patienten unter **Steroid-Dauertherapie** müssen ihre Steroid-Dosis beim Höhenbergsteigen stressbedingt erhöhen. Nach **subtotaler Strumektomie** sollte die Substitutionsdosis im obersten Normbereich eingestellt werden (TSH < 0.01).

Magen-Darm-System

Patienten mit aktiver **Colitis ulcerosa** bzw. **Morbus Chron** sind in einer akuten Erkrankungsphase nicht für das Höhenbergsteigen geeignet. Dasselbe gilt für nicht ausgeheilte **Magen- bzw. Zwölffingerdarmgeschwüre.**

Gehirndurchblutungsstörungen

Patienten mit bekannten oder vermuteten Störungen wie **TIA, vorhergegangen Schlaganfällen** oder **Carotisstenosen** sollten die Höhe meiden. Hypoxie kann wahrscheinlich **Migräneanfälle** auslösen, weshalb die individuell wirksamen Medikamente stets griffbereit sein müssen. Die Differentialdiagnose zum Höhenkopfschmerz bei AMS und HACE ist allerdings oft sehr schwierig.

Epilepsie

Entgegen allen Erwartungen gibt es bislang keine Hinweise dafür, dass Höhenhypoxie epileptische Anfälle auslösen könnte. Bei medikamentös gut eingestellter Epilepsie besteht also keine Kontraindikation für das Höhenbergsteigen.

Flugtauglichkeit

„Jeder, der zu Fuß ein Flugzeug besteigen kann, kann auch fliegen", außer bei

- akuter Mittelohr- oder Kieferhöhlenentzündung
- anderen akuten Erkrankungen
- schwerer Beinvenenschwäche

Thromboseprophylaxe bei Langstreckenflügen

Als *Reisethrombose („Economy-Class-Ssyndrom")* gilt definitionsgemäß jede tiefe Beinvenenthrombose während eines Langestreckenfluges von mehr als 5 Stunden Dauer. Eine tiefe Beinvenenthrombose kann eine tödliche Lungenembolie zur Folge haben. Ein ähnliches Thromboserisiko gilt übrigens auch für stundenlange Busfahrten.

Als Auslöser gelten in Flugzeugen vor allem: Bewegungsmangel, Austrocknung durch geringe Luftfeuchtigkeit und Abknickung in der Kniekehlenvene. Es gibt folgende Risikogruppen:

- *Niedriges Risiko:* Jede mehrstündige Flugreise in sitzender Position.
- *Mittleres Risiko:* Bei Vorliegen von mindestens zwei Faktoren: Alter über 40, Übergewicht, latente Herzschwäche, Beinvarizen, Antikonzeptiva, Schwangerschaft.
- *Hohes Risiko:* Bereits im bisherigen Leben stattgefundene Thrombosen, nachgewiesene familiäre Thromboseneigung, Krebserkrankung, Beingipsverband, kürzlich erfolgte Operation mit besonderem Thromboserisiko.

Prophylaxe: Im Sitzen Fußwippen und isometrische Übungen der Wadenmuskeln, wiederholtes Aufstehen und Herumgehen, sehr viel Flüssigkeit (mindestens 1 Liter pro 5 Flugstunden), aber kein Alkohol, Zurückhaltung bei der Verwendung von Schlafmitteln. Bei *mittlerem Risiko* zusätzlich: Unterschenkel-Kompressionsstrümpfe der KKL I-II oder (besser) Kompressionsstrumpfhosen. Bei *hohem Risiko* zusätzlich: Niedermolekulares Heparin (NMH) ca. 2 Stunden vor dem Flug (vor allem beim Rückflug nach Bergfahrten).

Niedermolekulare Heparine (NMH) sind als Einmalgabe unproblematisch. Eine NMH-Verabreichungen über mehrere Tage hinweg sollte allerdings im Sinne einer strengen Nutzen-Risiko-Abwägung nur bei hohem Risiko bzw. nur nach möglichst genauer Abschätzung des individuellen Thrombembolie-Risikos erfolgen.

Das Zeitzonenproblem (Jetlag)

Beim Wechsel von Zeitzonen lässt sich die „innere Uhr" nicht so einfach umstellen: Pro Stunde Zeitverschiebung benötigt der Organismus zur Umstellung einen ganzen Tag. Bei einem Flug nach Westen sind die Anpassungsschwierigkeiten geringer als nach Osten. Man sollte sich übrigens vom ersten Tag an an den Schlafrhythmus des Ankunftsortes orientieren.

Unterstützende Maßnahmen: Während des Fluges keinen Alkohol, Kaffee oder schwarzen Tee trinken, nur leichtverdauliche Speisen, Ruhe und Schlaf. Nach der Ankunft viel im Freien aufhalten (Lichteinwirkung). Die Einnahme von Melatonin ist sehr umstritten. Schlafmittel bewirken unangenehme Hangover-Situationen und fördern zudem das Thromboserisiko.

Die Anti-Baby-Pille in der Höhe

Da die Höhenakklimatisation stets mit Flüssigkeitsverlust verbunden ist und auch Kälte thrombosefördernd ist, wird gelegentlich vermutet, dass bei einem Höhenaufenthalt das Thromboserisiko unter Einnahme der Anti-Baby-Pille erhöht sei. Bewiesen ist das aber bisher durch keine einzige Studie. Vielmehr blieben Millionen Frauen in der Höhe trotz Kontrazeptiva gesund. Gegenteilige Fallberichte fehlen jedenfalls weltweit. Trotzdem soll beachtet werden, dass in Höhen über 6000 m das Thromboserisiko generell ansteigt, vor allem bei Flüssigkeitsverlust und längerem Zeltaufenthalt. Die Pille hat keinen Einfluss auf die Akklimatisation.

Die Menstruation kann aber in großen und extremen Höhen abnormal verlaufen. Anti-Baby-Pillen haben sich daher beim Höhenbergsteigen als wirksames Mittel zur **Zyklusregulierung** bzw. zur **Zyklusverschiebung** erwiesen. Dabei wurden bisher keinerlei Komplikationen bekannt, zumal in diesem Zusammenhang darauf verwiesen werden muss, dass eine Frühschwangerschaft wesentlich stärkere biologische Veränderungen hervorruft als die Pille. Eine erstmalige orale Kontrazeption unmittelbar vor einer Höhenreise sollte aber unterbleiben. Eine kurzfristige Zyklusverschiebung mittels Progesteron ist wegen der häufig unangenehmen Nebenwirkungen nicht ratsam.

Resorptionsstörungen bei Brechdurchfällen (Reisediarrhoen) und Erbrechen bei akuter Höhenkrankheit, aber auch eine unregelmäßige Pilleneinnahme (etwa aufgrund der Zeitverschiebung) reduzieren die Pillenwirksamkeit. Man hat übrigens herausgefunden, dass sexuelle Aktivitäten in großen und extremen Höhen keinen Einfluss auf die Gehirndurchblutung und damit keine Gefahr für ein allfälliges Höhenhirnödem darstellen dürften.

Schwangerschaft und Höhe

Während Frauen mit einer Risikoschwangerschaft auf alle Fälle im Tal (d.h. in der Nähe ihrer Klinik) bleiben sollen, sprechen bis heute keine überzeugenden Argumente dagegen, dass gesunde, sportlich aktive Frauen während einer komplikationslos verlaufenden Schwangerschaft mittlere Höhenlagen aufsuchen dürfen.

Manche Autoren vermuten zwar, dass die fetale Sauerstoffversorgung in großen Höhen beeinträchtigt sein könnte, aber das ist rein hypothetisch. Das AMS-Risiko ist in der Schwangerschaft nicht erhöht. Während daher gesunden Schwangeren in den USA bis zu 4000 m Seehöhe grünes Licht gegeben wird, ist man bei uns etwas vorsichtiger: 3000 m für maximal zwei Wochen gilt allgemein als Sicherheitsgrenze für eine „normal" schwangere, nichtrauchende Aktivbergsteigerin im submaximalen Belastungsbereich.

Beim Höhentrekking und Höhenbergsteigen muss man allerdings einige erhebliche Risiken in Erwägung ziehen, die für eine Schwangere problematisch werden können: Tropenspezifische Erkrankungen, Gesundheitsstörungen durch die zwangsläufig reduzierten Hygieneverhältnisse, akute Höhenkrankheit und somit unumgängliche, mit einer Schwangerschaft nicht kompatible medikamentöse Therapien.

Außerdem entsprechen die Bedingungen fernab der Zivilisation, aber auch die medizinische Infrastruktur der meisten außereuropäischen Gebirgsländer nicht den Anforderungen, die eine unerwartete Schwangerschaftskomplikation bekanntlich sehr plötzlich stellen kann.

Kinder in großen und extremen Höhen

Über die akute Höhenkrankheit bei Kindern und Jugendlichen gibt es weltweit bislang keine umfassenden epidemiologischen Studien. Man kann aber aufgrund einiger Fallberichte wohl davon ausgehen, dass die Inzidenz der sog. milden Höhenkrankheit (AMS) keine Unterschiede zu Erwachsenen aufweist.

Über das Höhenhirnödem (HACE) bei Kindern liegen weder Studien noch Fallberichte vor.

Bezüglich Höhenlungenödem (HAPE) dürfte ein Unterschied zwischen Kindern bestehen, die als Tieflandbewohner, also touristisch große Höhen aufsuchen, und solchen, die in der Höhe leben: Während erstere gegenüber Erwachsenen wahrscheinlich kein erhöhtes HAPE-Risiko haben, erkranken Hochlandkinder häufiger an HAPE als ihre Eltern:

Allfällige Effekte eines mehrwöchigen Aufenthaltes in Höhen über 2500 m auf das allgemeine Wachstum oder auf die Entwicklung des Zentralnervensystems und des kardiopulmonalen Systems sind derzeit unbekannt.

Symptome
Für Kinder gilt noch mehr als für Erwachsene, dass die Symptome vor allem der AMS häufig mit nicht höhenspezifischen Befindungsstörungen verwechselt werden, etwa mit Verdauungsstörungen, Appetitlosigkeit, Schlafstörungen, Erschöpfung, Nahrungsmittelvergiftung, Stimmungsschwankungen durch die ungewohnten Reise- und Umweltbedingungen usw.. Magen-Darm-Erkrankungen stellen insbesondere bei Kleinkindern während eines Trekkings eine ungleich häufigere und wesentlich lebensgefährlichere Bedrohung dar als der höhenbedingte Sauerstoffmangel (s.u.).

Das bedeutet aber nicht, dass bei unklaren Befindungsstörungen nicht auch die Entwicklung einer akuten Höhenkrankheit mit in Betracht gezogen werden muss. Hierbei sind drei altersspezifische Besonderheiten massgeblich:

1. **Bis zum 3.Lebensjahr** können keine verlässlichen verbalen Symptomschilderungen erwartet werden. Die akute Höhenkrankheit äußerst sich in diesem Alter typischerweise in Rastlosigkeit, Appetitlosigkeit, Erbrechen, verändertem Spielverhalten und schweren Schlafstörungen. Kürzlich wurde dafür ein eigener AMS-Score für Kleinkinder entwickelt, zu dem es allerdings noch kaum Praxiserfahrung gibt und zu dessen Durchführung die eigenen Eltern unabdingbar sind. Die Differenzierung einer akuten Höhenkrankheit zu anderen Kausalitäten von Befindungsstörungen kann daher in diesem Alter schwierig bis nahezu unmöglich sein.

2. **Zwischen 3. und 8.Lebensjahr** bessert sich die Fähigkeit zu einer entsprechenden Symptomenschilderung allmählich, kann aber noch immer zu großen Missverständissen und Fehldeutungen führen.

3. **Erst ab dem 8.Lebensjahr** äußern sich Hinweise auf eine akute Höhenkrankheit ähnlich wie bei Erwachsenen. Bis zum 8.Lebensjahr sollten daher Kinder in der Höhe ausschließlich von den eigenen Eltern begleitet werden, da nur diese allfällige Verhaltensänderungen rechtzeitig erkennen können

Prävention

Diese entspricht natürlich den generellen Spielregeln der Höhenakklimatisation, wie sie auch für Erwachsene definiert sind. An erster Linie steht hier ab 2500 m Seehöhe der Schlafhöhenunterschied („rate of ascent", s.u.).

Jede so genannte medikamentöse Prophylaxe (z.B. durch Diamox) lehnen wir bei Kindern wegen der damit verbundenen Risiken und häufigen Nebenwirkungen, aber auch aus grundsätzlichen Überlegungen ausnahmslos ab. Eine vorherige umfassende Aufklärung der elterlichen Begleiter über Diagnostik und Therapie aller Formen der akuten Höhenkrankheit ist besonders wichtig. Ständig sollte ein vorher festgelegtes **Notfallskonzept** präsent sein, um rasch die richtigen Sofortmaßnahmen durchführen zu können (Abstieg/Abtransport, Sauerstoffatmung, Organisation fremder Hilfe usw.). Ein eventuell höhenkrankes Kind muss also schon beim ersten Verdacht auf eine mögliche Höhenkrankheit stets unverzüglich, also ohne Abwarten, in tiefere Höhen hinuntergetragen werden.

Kälte: Wegen der beim Heranwachsenden ungünstigen Volumen/Oberflächerelation besteht ein erhöhtes Risiko von Kälteschäden (Unterkühlung, Erfrierungen).

Ultraviolettstrahlung: Darauf reagieren Kinder wesentlich empfindlicher als Erwachsene. Ein optimaler und vor allem konsequenter Schutz von Haut, Augen und Lippen ist daher unabdingbar. Höhenstrahlung vermindert die Infektabwehr.

Gastrointestinale Infektionen: Für europäische Kinder - vor allem für Säuglinge und Kleinkinder - besteht auf außereuropäischen Reisen grundsätzlich ein beträchtliches, häufig unterschätztes Gesundheitsrisiko, und zwar in erster Linie aus hygienischen Gründen. Bei sog. Reisediarrhöen handelt es sich im Gegensatz zu Erwachsenen bis zum fünften Lebensjahr oft um hochfieberhafte Rotaviren-Infektionen, und bei Kindern unter drei Jahren gehen diese Darminfektionen sehr häufig mit massivem Erbrechen einher. Das kann sehr rasch zu lebensbedrohlichen Situationen führen (schwere, oral nicht beherrschbare Dehydrierung, Fieberkrämpfe usw.), wobei dann in diesen Ländern in aller Regel keine entsprechende klinische Behandlungsmöglichkeit zur Verfügung steht.

Seilbahnen und Bergstraßen

Der kurzfristige Aufstieg in Höhen über 2500 m mittels Seilbahnen oder auf Bergstraßen ist für gesunde Kinder jeden Alters, also auch für Säuglinge, vertretbar. Mit jungen Säuglingen sollten aber mehrstündige Aufenthalte oder gar Übernachtungen oberhalb von 2500 m unterbleiben.

Grundsätzliches zum Trekking mit Kindern

Abgesehen von den gesundheitlichen Risiken außeralpiner Höhenbergfahrten mit Kindern sollten sich Eltern sehr kritisch mit der grundsätzlichen Überlegung befassen, inwieweit ihr Kind vom massiven und für sie trotz aller Erklärungsbemühungen bizarren Erlebnisgehalt solcher Unternehmungen geistig und psychisch nicht weitaus überfordert wird. Stundenlange, eintönige Fußmärsche, aber auch die Begegnungen mit fremden Kulturen und Bevölkerungen erfordern eine gewisse Reife, die vor der Pubertät gar nicht gegeben sein kann. Verantwortungsbewusste Eltern sollten sich diesbezüglich jedenfalls keinen trügerischen Illusionen hingeben.

Es gibt also eine Reihe von ernstzunehmenden Gründen, warum wir nachdrücklich empfehlen, Trekkingtouren und Bergreisen in außeralpinen Gebirgen erst ab dem 14.Lebensjahr durchzuführen.

3. Praxis der Höhenakklimatisation

Die hier beschriebenen Anpassungsstrategien haben nicht das Ziel, die Akklimatisation zu beschleunigen, sondern das Risiko einer schweren Höhenkrankheit zu mindern. Schwere Formen der akuten Höhenkrankheit sind so vermeidbar.

Es gibt keine für alle Individuen gleichermaßen gültige Akklimatisationstaktik. Es ist aber klar, dass der **Faktor Zeit** entscheidend ist. Die Geschwindigkeit der Höhenexposition stellt also den maßgeblichen Risikofaktor dar. Erreicht man beispielsweise eine Höhe von 3500 m statt in einer Stunde in vier Tagen, reduziert sich das Höhenkrankheits-Risiko um 41 Prozent.

Es ist außerdem bekannt, dass es große individuelle Unterschiede gibt, wie das sehr verschiedene Auftreten von AMS-Symptomen in ein und derselben Personengruppe immer wieder vor Augen führt. Dennoch ist das Höhenbergsteigen auch für Personen mit ungünstiger Disposition möglich, wenn diese besonders konsequent und kompromisslos die Grundregeln der Akklimatisationstaktik befolgen.

Die optimale Akklimatisationstaktik (Höhentaktik)

Die Akklimatisationsschwelle, also jener Höhenbereich, ab welchem eine konsequente Höhentaktik erforderlich ist, um Höhenprobleme zu vermeiden, liegt bei etwa 2500 m Schlafhöhe (sog. Schwellenhöhe). Unterhalb der Schwellenhöhe kann die akute Höhenkrankheit nicht auftreten.

Von der Schwellenhöhe an erfolgt jede Akklimatisation stets in Stufen: Nach erfolgter Anpassung an eine erreichte Höhe ist man nur für diesen Höhenbereich akklimatisiert, also wieder voll belastbar und weitgehend frei vom Risiko einer akuten Höhenkrankheit. Das bedeutet in der Praxis des Höhentrekking bzw. des Höhenbergsteigens, dass der Akklimatisationsprozess wegen der ständig wechselnden Höhenbereiche nie solide abgeschlossen werden kann. Die folgenden drei wichtigsten höhentaktischen Regeln sollte man sich besonders gut einprägen - je konsequenter man sie in der Anpassungsphase beachtet, desto besser gelingt die Höhenanpassung:

- **NICHT ZU SCHNELL ZU HOCH STEIGEN**
- **KEINE ANAEROBEN ANSTRENGUNGEN**
- **MÖGLICHST TIEFE SCHLAFHÖHE**

Es kommt also in erster Linie auf die Aufstiegsgeschwindigkeit an. Die Aufstiegsgeschwindigkeit bezieht sich sowohl auf das Gehtempo als auch auf die tägliche Schlafhöhendistanz (*„rate of ascent"*). Beide Aspekte sind für die Höhentaktik von entscheidender Bedeutung:

Gehtempo

Während jeder Akklimatisationsphase muss man kompromisslos ein aerobes Gehtempo wählen. Die individuelle Steuerung eines rationellen aeroben Gehtempos erfolgt sehr einfach über den 1:2-Atemrhythmus: **Einen Schritt einatmen - zwei Schritte ausatmen.** Auf unschwierigem Terrain ist dieser Atemrhythmus bei etwas Übung auch bei geschlossenem Mund (Nasenatmung) bis zu etwa 5000 Meter Seehöhe durchaus durchführbar.

Für eine allfällige ergänzende Pulsmessung gelten im Sinne des „Prinzipes der Unterforderung" folgende Obergrenzen: Etwa 120/Minute für ältere und etwa 140/Minute für jüngere Personen.

Jedenfalls muss man in der Akklimatisationsphase jede heftige Anstrengung vermeiden, vor allem wenn sie mit Atemnot und Pressatmung verbunden ist. Die Devise lautet: Betont langsame und sparsame Bewegungen, kurze Tagesetappen, nur leichte Traglasten und häufige Rasten - *„Schleppen Sie sich nicht zu Tode !"* oder: *„Wer schneller geht als ein Ochse, der ist ein Ochse !"*

Schlafhöhendistanz

Ausschlaggebend für jede Höhenakklimatisation ist immer die Schlafhöhentaktik. Vereinfacht ausgedrückt, akklimatisiert man sich nämlich in erster Linie während des Schlafes (kritische Phase). Daraus resultieren folgende taktische Regeln:

- Nach Erreichen der Schwellenhöhe (2500 m) mehrere Nächte auf dieser Höhe schlafen oder

- Bei sofortigem weiteren Aufstieg tägliche Schlafhöhenunterschiede von nicht mehr als 300 bis 400 m (1000 Fuß).
- Falls mehr als 600 m Schlafhöhendistanz unvermeidlich sind, soll man 2 Nächte auf dieser nächsten Höhe verbringen.
- Immer so tief wie möglich schlafen.
- Stets Fluchtwege in tiefere Regionen ins Auge fassen.

Diese Schlafhöhentaktik beruht auf allgemeinen Erfahrungswerten, die individuellen Schwankungen unterworfen sein können und daher nicht auf jeden Höhentouristen und auf jede Höhentour gleichermaßen anwendbar sind. Daher soll man sich stets an seiner individuellen Reaktion orientieren:

Wie ging es mir in der vergangenen Nacht, vor allem bezüglich dem Kopfschmerz, dem möglichen Leitsymptom von AMS? Danach sollte sich dann die tatsächliche nächste Schlafhöhe richten. Im Übrigen sollte man möglichst mit erhöhtem Oberkörper schlafen und auf gut durchlüftete Zelte bzw. Schlafräume achten.

Weitere taktische Kriterien

- Ein **rascher Transport in Höhen über 2800 m** (Flugzeug, Hubschrauber, Seilbahn, Auto) ist immer ein besonderes Risiko und sollte daher bei Möglichkeit vermieden werden. Wenn dies aber unumgänglich ist, sollte man nach Ankunft unbedingt **3 Tage** auf dieser Schlafhöhe bleiben, bevor man höher steigt.

- **Kein Solo-Trekking!** Als Alleingänger ist man in gesundheitlichen Notfällen (vor allem bei AMS, HAPE oder HACE) selbst auf stark frequentierten Trekkingrouten immer hilflos und kann nur in seltenen Ausnahmefällen mit fremder Unterstützung rechnen.

- Wenn man sich am Ende einer Aufstiegs-Tagesetappe wohl fühlt und Zeit dazu hat, ist es durchaus sinnvoll, nach einer Rast am Lagerplatz langsam und ohne Gepäck noch etwa **100 bis 200 Höhenmeter** weiterzusteigen und dann wieder ins Lager zurückzukehren. Ohne dass es dafür eine physiologische Erklärung gibt, betrachten dies viele Höhenbergsteiger als sehr vorteilhaft für ihre Akklimatisation

.

- **Bewusste Hyperventilation (heftiges Atmen):** Damit lässt sich mehr Sauerstoff aus der Luft schöpfen. Dadurch sinkt auch die Konzentration des CO_2 in der Lunge, wodurch relativ mehr Sauerstoff Platz bekommt.

Die quantitative Ausbeute wird allerdings mit fallendem Luftdruck geringer. Und schließlich ist der Grenznutzen der forcierten Hyperventilation dort gegeben, wo der weitere Sauerstoffgewinn ausschließlich für die Zunahme der mechanischen Atemtätigkeit aufgebraucht wird, also in größeren Höhen.

- **Vermehrte Flüssigkeitszufuhr** kann zwar die Akklimatisation nicht fördern, aber möglicherweise das AMS-Risiko senken und anderen beträchtlichen Risiken (Thromboserisiko, Thrombembolien, Erfrierungen usw.) entgegenwirken. Eine Abnahme des Plasmavolumens (verminderte Sauerstofftransportkapazität) führt ab einem Flüssigkeitsdefizit von 2 % zu einer Reduktion der Leistungsfähigkeit. Reichlich Trinken ist aber wohl auch wichtig für eine ungestörte Akklimatisation.

- **Kohlenhydratreiche Ernährung** (mehr als 70 %) ist wichtig für die Energiebereitstellung beim Höhenbergsteigen. Ob aber eine kohlenhydratreiche Diät bzw. Kohlenhydrat-Konzentrate AMS-mildernd wirken, wird in den wenigen dazu vorhandenen Untersuchungen kontroversiell beurteilt. Die Bedeutung der Nahrungsmittelzusammensetzung für die Akklimatisation bzw. für das Risiko der AMS ist derzeit umstritten.

- **Stets auf Frühzeichen der akuten Höhenkrankheit achten!** Dazu ist es nötig, sich vor allem nachts gegenseitig zu beobachten. Aber: Lufthunger, klaustrophobisches Engegefühl im Zelt, Unterhautödeme im Gesicht, Schlafstörungen und nächtliche periodische Atmung mit sekundenlangen Atempausen sind noch keine Zeichen von AMS, sondern ganz normale höhentypische Phänomene (siehe unten).

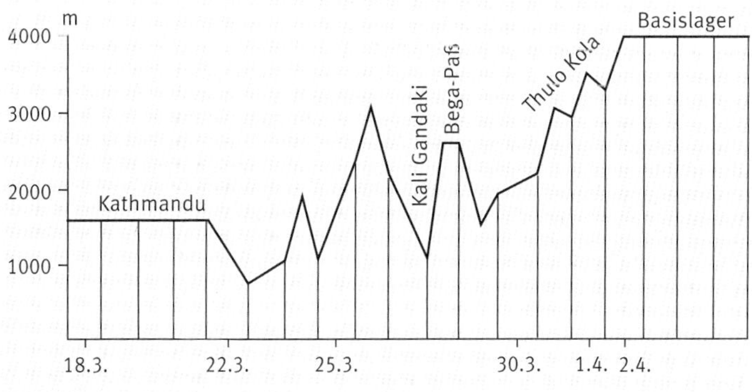

Abb 5 Beispiel eines für die Höhenanpassung optimalen Anmarschprofiles

Etappenweises Höhersteigen -
Schlafhöhe stets tiefer als die höchste erreichte Tageshöhe
Climb high - sleep low !

Praktische Zeichen erfolgter Akklimatisation

- Zum persönlichen Normwert zurückgekehrter Ruhepuls
- Vertiefte Atmung in Ruhe und unter Belastung
- Vermehrtes, vor allem nächtliches Urinieren (Höhendiurese)
- Trainingsgemäße, hypoxiereduzierte Ausdauerleistungsfähigkeit

Die Erhöhung des (morgendlichen) Ruhepulswertes um mehr als 20 Prozent über den individuellen Wert in Tallagen kann ein Hinweis dafür sein, dass sich der Betreffende gerade in der (stets kritischen) Anpassungsphase befindet. Kehrt der Ruhepuls später wieder zum individuellen Talwert zurück, bedeutet dies, dass der Akklimatisationsprozess in diesem Höhenbereich erfolgreich abgeschlossen ist.

Heftiges Atmen in Ruhe, vor allem aber bei Anstrengungen ist auch im akklimatisierten Zustand völlig normal.

Höhendiurese: Der biologische Sinn dieses Anpassungsvorganges auf Hypoxie liegt in einer Verbesserung der Sauerstofftransportfähigkeit des Blutes. Eine Harnausscheidung von mehr als 1 Liter in 24 Stunden ist daher ein Zeichen für eine gute Akklimatisation. Der Harn soll hell und klar sein, soferne er nicht durch Nahrungsmittel (z.B. Vitamine, Elektrolytgetränke) verfärbt ist. Wer kein häufiges (nächtliches) Urinieren aufweist, ist entweder ausgetrocknet oder schlecht akklimatisiert.

Wie lange hält ein Akklimatisationszustand in Bereichen unterhalb der Schwellenhöhe an ?

Die meisten akklimatisationstypischen Funktionsänderungen verschwinden bereits wenige Tage nach Rückkehr in tiefere Lagen. Je kürzer allerdings ein Talaufenthalt zwischen zwei Höhenphasen dauert, desto eher wird erfahrungsgemäß der neuerliche Aufstieg in große Höhen erleichtert. Dies kann aber andererseits dazu verleiten, nach allzu langem Aufenthalt unterhalb der Schwellenhöhe beim Wiederaufstieg die Höhentaktik zu vernachlässigen, wodurch das Risiko einer akuten Höhenkrankheit natürlich wächst.

Aus Erfahrung beträgt diese Zeitspanne **7 - 12 Tagen**, vom Unterschreiten der Schwellenhöhe an gerechnet. Wenn man innerhalb dieser Zeitspanne neuerlich über die Schwellenhöhe hinaus hochsteigt, wird man ziemlich vollständig von der früheren Akklimatisation profitieren. Wird diese Zeitspanne jedoch deutlich überschritten, hat man wahrscheinlich sogar ein höheres Risiko als beim Erstaufstieg.

Medikamentöse Akklimatisationshilfen

An hohen Bergen ist die unkontrollierte Verwendung von Medikamenten und Injektionen heute die Regel, um auf alle Fälle den begehrten Gipfel zu erreichen, um welchen Preis auch immer. Medikamentenmissbrauch nimmt aber auch beim Höhentrekking überhand. Der Drang zum Machbaren um jeden Preis verlangt, dass die Risken der Höhe durch Medikamente kompensierbar sein müssen.

Die Erwartungshaltung ist enorm: Medikamente sollen

- die Höhenakklimatisation beschleunigen,
- Höhenkrankheit und andere höhentypische Gesundheitsstörungen verhindern und
- die körperliche Leistungsfähigkeit verbessern.

Ist eine medikamentöse Prophylaxe grundsätzlich sinnvoll?

Bei normaler Höhentoleranz und durchschnittlicher Aufstiegsgeschwindigkeit ist eine medikamentöse „Akklimatisationshilfe" im Sinne einer Prophylaxe von HAPE bzw. HACE **nicht** notwendig. Bei vernünftiger Planung der Höhenbergfahrt nach den dargelegten Regeln der Höhentaktik kann und soll grundsätzlich auf eine medikamentöse Prophylaxe verzichtet werden.
Nach Bärtsch ist eine **Indikation zu einer medikamentösen Prophylaxe** dann gegeben, wenn eine hohe Wahrscheinlichkeit für das Auftreten einer akuten Höhenkrankheit besteht, insbesondere dann, wenn entlegene Gebiete mit fehlender Infrastruktur aufgesucht werden.

Eine hohe Wahrscheinlichkeit für das Auftreten einer akuten Höhenkrankheit liegt dann vor, wenn

- die Aufenthaltshöhe › 3000 – 4000 Meter ist,
- die Aufenthaltsdauer › 12 bis 18 Stunden (für AMS) oder › 24 bis 48 Stunden (für HAPE und HACE) beträgt

und einer der folgenden Faktoren dazu kommt:

- Bei bekannter Anfälligkeit auf AMS oder HAPE ist ein langsamer Aufstieg mit einer täglichen Schlafhöhendistanz von 300 – 400 Meter ab der Schwellenhöhe nicht möglich.
- Bei normaler Höhentoleranz oder bei unbekannter Höhentoleranz ist ein rascher Aufstieg (› 700 – 1000 Meter tägliche Schlafhöhendistanz) unumgänglich.

Im Idealfall wird die Aufstiegsgeschwindigkeit der Höhentoleranz so angpasst, dass keine Höhenbeschwerden auftreten können bzw. dass beim Auftreten von Symptomen ein Rasttag eingelegt werden kann.

Bei unbekannter Höhentoleranz muss nicht von einer Anfälligkeit für HAPE ausgegangen werden, da das Risiko statistisch gering ist (z.B. 1,5 % beim Everest-Trek).

Folgende Substanzen stehen zur Diskussion:

Diamox

Die prophylaktische Einnahme von DIAMOX® ist weit verbreitet, gilt für viele in der Höhe als unverzichtbar *(„Did you take your Diamox today ?“)* und als hauptverantwortlich für eine gute Gesundheitsverfassung *(„I feel totally diamoxolised today !“)*.

Zahlreiche Studien weisen darauf hin, dass die vorbeugende Einnahme von DIAMOX® unter anderem die Atmung in Ruhe und unter Belastung steigert, den Gasaustausch verbessert, den Gehirndruck senkt und die Sauerstoffversorgung der Gewebe, vor allem im Gehirn, verbessert.

DIAMOX® wirkt nicht symptomatisch, sondern kausal: Wenn ein AMS-Patient unter DIAMOX® beschwerdefrei ist, heißt das, dass er gesund ist. Nur wer unter DIAMOX® völlig symptomfrei ist, kann risikolos höher steigen.

Ob eine prophylaktische DIAMOX®-Einnahme das HAPE-Risiko vergrößert, ist unwahrscheinlich. Sollten jedoch unter DIAMOX® plötzlich HAPE-verdächtige Symptome auftreten, muss das Medikament sofort abgesetzt werden: Einer der häufigsten Fehler besteht darin, weiter zu steigen, wenn trotz DIAMOX® Zeichen einer gestörten Höhenanpassung auftreten. Bekommt man unter DIAMOX® AMS-Symptome und man steigt trotzdem weiter, kann eine Verschlechterung des Zustandes bis hin zum HAPE durch DIAMOX® nicht verhindert werden. Etliche an akuter Höhenkrankheit verstorbene Personen hatten vorher nachweislich trotz Symptomen der Höhenkrankheit weiter DIAMOX® zur „Prophylaxe" eingenommen.

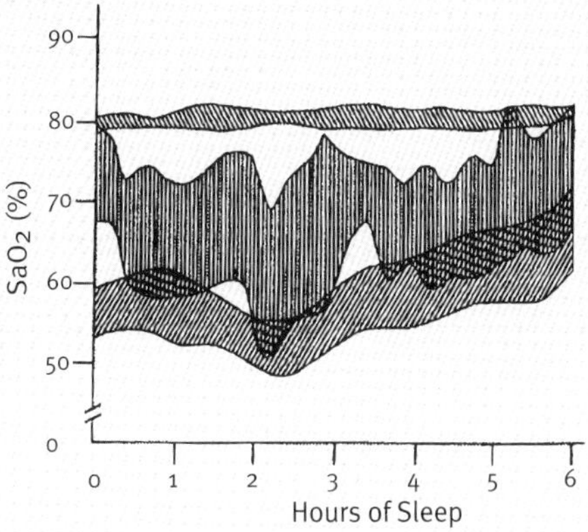

Abb 6: Sauerstoffsättigung während des Schlafes: DIAMOX® (oben), natürlicher Schlaf (Mitte) und Oxazepam (unten)

Dosierung: Allgemein wird eine Dosierung 2 x 250 mg (2 x 1 Tablette) empfohlen. Basnyat hat 2006 nachgewiesen, dass eine Niederdosierung von 2 x 125 mg (2 x ½ Tablette) ähnlich effektiv ist, wobei allfällige Nebenwirkungen (siehe unten) seltener auftreten. DIAMOX® wird ab 24 Stunden vor Überschreiten der 2500-m-Linie für 2 bis 3 Tage, mindestens jedoch für 24 Stunden nach Erreichen der definitiven Aufenthaltshöhe empfohlen. Soll DIAMOX® nur zur Schlafverbesserung eingesetzt werden, nimmt man etwa 2 Stunden vor dem Schlafengehen 1 x 125 - 250 mg.

Die dosisabhängig seltenen **Nebenwirkungen** sind zumindest unangenehm, aber meist harmlos: häufiges nächtliches Urinieren, Kribbeln an Fingern und Zehen, Magen-Darm-Beschwerden, Müdigkeit und Geschmacksänderung von kohlensäurehältigen Getränken (Bier bekommt angeblich einen abscheulichen Geschmack). Wesentlich problematischer sind das Risiko einer diabetischen Entgleisung sowie die Möglichkeit einer lebensbedrohlichen Sulfonamidallergie. Bei Unverträglichkeit von DIAMOX® kann Dexamethason (siehe unten) in Betracht gezogen werden.

Darf nicht eingenommen werden bei: Bekannter Sulfonamidallergie, schwerer Niereninsuffizienz, Schwangerschaft, Stillperiode und von Kindern.

Dexamethason
Dexamethason hat sich als Notfallmedikament bei allen Formen der schweren Höhenkrankheit sehr bewährt. In der angloamerikanischen Literatur wird Dexamethason vor allem dann auch als mögliche Prophylaxe angeführt, wenn eine Intoleranz gegenüber DIAMOX® besteht. Dexamethanson wirkt im Gegensatz zu DIAMOX® nicht kausal (d.h. akklimatisationsverbessernd), sondern nur symptomlindernd.

Deshalb wird Dexamethason von uns nicht zur generellen Routineprophylaxe gegen AMS / HACE / HAPE empfohlen, und zwar deshalb nicht, weil bei Anwendung über mehr als ein paar Tage stets nicht unbeträchtliche **Nebenwirkungsrisiken** ins Kalkül gezogen werden müssen (Magengeschwüre, Magenblutungen usw.).

Darf nicht eingenommen werden bei: Schwangerschaft, Stillperiode, Kinder und Magenerkrankungen.

Nifedipin
Nachdem der therapeutische Einsatz dieses Kalziumantagonisten bei HAPE vielfach eindrucksvoll unter Beweis gestellt werden konnte, fand man heraus, dass Nifedipin retard 20 mg (alle 8 bis 12 Stunden) die Entwicklung eines HAPE bei besonders HAPE-empfindlichen Bergsteigern hintanzuhalten in der Lage sein kann.

Eine generelle Prophylaxe mit Nifedipin empfiehlt sich aber deshalb nicht, weil es keine Untersuchungen über Nifedipin über mehr als 4 Tage in der Höhe gibt und weil potenzielle **Nebenwirkungen** berücksichtig werden müssen (Herzrasen, Blutdruckabfall, Kopfschmerzen, Übelkeit, Erbrechen, Müdigkeit, Schwindelanfälle). Nifedipin ist **verboten** bei Schwangerschaft, in der Stillperiode und bei Kindern und in Europa für diese Indikation behördlich nicht zugelassen.

Viagra
Nach einigen neueren Studien führt VIAGRA® in der Höhe zu einer homogeneren Lungen-Blut- und damit Druckverteilung, zu einer um 5 Prozent verbesserten Sauerstoffsättigung, zu einer verbesserten Lungenfunktion, zu einem Rückgang des erhöhten Lungengefäßdrucks und zu einer Steigerung der Leistungsfähigkeit um etwa 10 Prozent. Weitere Untersuchungen sind allerdings nötig, um bezüglich VIAGRA® in der Höhe verlässliche Empfehlungen geben zu können.

Aspirin
ASPIRIN®, wird häufig zur Vorbeugung der akuten Höhenkrankheit verwendet - manchmal sogar in Kombination mit DIAMOX® . Es weist aber eine nicht unbeträchtliche **Nebenwirkungsrate** auf, vor allem in Form einer Gerinnungshemmung und damit einer **erhöhten Blutungsneigung**, von Magen-Darm-Blutungen, Nierenfunktionsstörungen usw. Es ist auch in geringen Dosierungen riskant, es gibt also keine risikofreie Aspirindosis, weshalb vor allem die mehrtägige, oft unkontrollierte Einnahme von ASPIRIN® in der Höhe nicht empfehlenswert ist.

Gibt es eine Wunderdroge, die das drohende Versagen in der Höhe verhindert? Grundsätzlich sind außer der Befolgung der genannten Anpassungsregeln **keinerlei** medikamentöse Akklimatisationshilfen erforderlich.
Die Befolgung der richtigen Akklimatisationstaktik ist der verlässlichste Schlüssel zum Erfolg.

4. Taktik in extremen Höhen

Bis etwa 6000 m und darüber fühlen sich vorher gut akklimatisierte Bergsteiger meist noch recht wohl und leistungsfähig. Aber oberhalb von 7000 m ändert sich das Befinden rapide: Müdigkeit und Lethargie nehmen zu, und selbst unschwierige Passagen oder einfache tägliche Verrichtungen (z.B. Kochen im Zelt) werden zur Qual - warum eigentlich?

Oberhalb von etwa 5300 m Seehöhe ist, wie bereits erwähnt, physiologisch keine vollständige Akklimatisation mehr möglich. Man kann nur mittels **Anpassung der Atmung** (massive Hyperventilation) auch ohne Sauerstoffatmung bis zum Everestgipfel weitersteigen.

In diesen extremen Höhen ist nur mehr eine zeitlich begrenzte Sofortanpassung möglich. Diese Zeitspannen werden immer kürzer, je höher man schläft. Bei mehrtägigem Aufenthalt in Höhenlagern oberhalb von etwa 7000 m droht auch unter optimalen äußeren Bedingungen der langsame Höhentod **(Höhendeterioration)**. Oberhalb von ca. 7500 m Seehöhe spricht man deshalb von der *„Todeszone“*, weil dort ein Überleben im Regelfall nur mehr rund 36 bis 48 Stunden lang möglich ist.

Taktische Prinzipien

- *Voraussetzung ist stets eine* **solide Akklimatisation im Basislager**. Dazu sind nach Erreichen desselben mehrere Ruhetage ohne besondere körperliche Aktivitäten erforderlich.
- *Vom Basislager aus erfolgt ein* **etappenweiser Aufstieg**, d.h. tagsüber Vorstöße bis maximal 1000 Höhenmeter über die Schlafhöhe hinaus mit jeweils sofortigem Wiederabstieg *(„Jo-jo-Taktik“)*, anfangs bis zum Basislager, und
- erst beim dritten Vorstoß **erstes Nachtlager auf erstem Höhenlager.**
- Spätestens nach zwei solchen Höhenaufenthalten drei **Ruhetage im Basislager.**
- **Schlechtwetterphasen** dürfen, wenn irgendwie möglich, nicht in Hochlagern abgewartet werden, und zwar wegen der Gefahr der lebensgefährlichen Höhendeterioration.

- Auch an sich **banale Erkrankungen** (Infekte, lokale Entzündungen, Wunden usw.) wirken sich in extremen Höhen bedrohlich aus, weshalb in einem solchen Fall immer sofort abgestiegen werden muss.
- **Vor dem Gipfelgang** ist eine Anpassung der Atmung bis auf ca. 7500 m nach dem oben genannten System erforderlich, wobei es egal ist, auf welchem Berg bzw. auf welcher Route diese Höhe erreicht wird. Anschließend **Abstieg mindestens bis zum Basislager, idealerweise sogar bis auf rund 4000 m** mit dort mindestens 3 Nächten Regenerationspause, auch zum weitestmöglichen Ausgleich des Flüssigkeits- und Kaloriendefizites.
- **Der folgende Gipfelgang** erfolgt erst nach Erreichen einer Schlafhöhe von maximal 1500 Höhenmetern unterhalb des Gipfels und grundsätzlich in einem Zug vom Basislager aus, also so schnell wie möglich und ohne vermeidbare Lageraufenthalte.
- Für den Gipfelgang sollte ein **realistisches Zeitlimit** vorgegeben werden, das sich an der Steigleistung von mindestens 100 Höhenmeter pro Stunde orientiert. Wird dieses Zeitlimit bereits zur Halbzeit unterschritten, **muss umgekehrt werden.**
- **Jeder Gipfelgang in dieser Höhe ist stets ein besonderes Risiko.** Nach Erreichen des Gipfels daher unter allen Umständen sofort wieder möglichst weit absteigen, jedenfalls bis unter die letzte Schlafhöhe hinab. Das muss man schon beim Aufbruch zum Gipfelgang einkalkulieren. **Schnelligkeit ist Sicherheit!**
- **Der Abstieg von einem sehr hohen Gipfel ist immer gefährlicher als der Aufstieg.** Im Abstieg sollte man daher ein etwaiges Biwak taktisch ebenso vermeiden wie Rasten in liegender Position.

Weiters muss man beachten:

- Höhenbedingte Gesundheitsstörungen in der „Todeszone“ sind immer zeitabhängig.
- Die Belastungen während eines Gipfelganges sind derart erschöpfend, dass **partnerschaftliche Hilfestellungen** in der Regel nicht erwartet werden können.
- **Höhenödeme treten häufig erst im Abstieg auf.** Die Dunkelziffer derartiger Höhenödeme mit konsekutivem Tod im Notbiwak oder durch Absturz ist wahrscheinlich enorm groß, wie zahlreiche tragische Ereignisse vermuten lassen.
- Abgesehen von der Möglichkeit eines Höhenödems wird häufig unterschätzt, dass sich Hypoxie auch ohne akute Höhenkrankheit fatal auswirken kann: Besonders die für die Sicherheit entscheidene **kritische Entscheidungsfähigkeit** kann durch Sauerstoffmangel stark eingeschränkt sein.

- Dem meist **massiven Flüssigkeitsverlust** durch Trinken entgegenzuwirken ist in extremen Höhen außerordentlich wichtig, um das beträchtliche Risiko von Erfrierungen, Thrombosen und massiven Einbußen der Leistungsfähigkeit zu verringern. Eine ausgiebige Basislagerrast ist also vor allem auch deshalb erforderlich, weil der Ausgleich größerer Flüssigkeitsdefizite selbst bei häufigem Trinken mehrere Tage benötigt. Ein Wiederaufstieg ohne einigermaßen ausgeglichener Flüssigkeitsbilanz stellt eine enorme zusätzliche Gefährdung dar.
- Besteigungsversuche höchster Gipfel im sogenannten **„Alpinstil“**, was immer man darunter verstehen mag, jedenfalls ohne vorausgehende solide Anpassung bis auf Höhen etwa 1000 m unter der Gipfelhöhe, bedeuten stets ein extrem großes Risiko. Dies muss einem ebenso bewusst sein wie die Tatsache, dass bei Zwischenfällen in extremen Höhen üblicherweise keine Rettung möglich ist. Auch insoferne hat der Begriff *„Todeszone“* seine Berechtigung.

Das Sterben in der Todeszone

In extremen Höhen ist die Schwelle zum Scheitern rasch überschritten. Die Tragödien am Everest 1996 und 1997 erinnerten an das historische Massensterben 1934 am Nanga Parbat oder an den kollektiven Höhentod 1986 und 2008 am K2. Stets läuft es auf dieselben höhentypischen Ursachen hinaus. Charles Houston, der große amerikanische Altmeister der Höhenmedizin, hat dafür den Begriff der **„vier Hypo`s"** geprägt:

- **HYPOXIE** (Sauerstoffmangel) beeinträchtigt massiv das Beurteilungsvermögen, verlangsamt alle Reflexe und trübt den Realitätssinn. Auch unter Sauerstoffatmung (zur Aufstiegshilfe) ist man nicht etwa akklimatisiert, sondern schwer hypoxisch. Ein etwaiges Versagen der Sauerstoffausrüstung ist daher immer katastrophal, denn es bedeutet nichts anderes als eine plötzliche Zunahme der Hypoxie.
- **HYPOTHERMIE** (Unterkühlung) ist in extremen Höhen selbst bei bester Kleidung unvermeidlich und beeinträchtigt die Gehirnleistungen ähnlich wie schwere Hypoxie. Die entsprechenden zerebralen Effekte addieren sich also bei unterkühlten Höhenbergsteigern.
- **HYPOGLYKÄMIE** (Kohlenhydratmangel) verursacht ähnliche mentale Störungen, aber auch schwere Schwächezustände.

- **HYPOHYDRIERUNG** (Flüssigkeitsmangel), beim Höhenbergsteigen ebenso unvermeidlich wie Hypoglykämie, bremst den Sauerstofftransport, worauf das Gehirn bekanntlich besonders empfindlich reagiert, abgesehen vom Thrombembolie- und Erfrierungsrisiko sowie von der hämokonzentrationsbedingten zusätzlichen Abnahme der Leistungsfähigkeit.

Die „Hydra mit vier Köpfen":
Hypotherme, hypohydrierte und hypoglykämische Bergsteiger in extremer Hypoxie sind von vorneherein besonders gefährdet.

5. Weitere gesundheitliche Kriterien in der Höhe

Als oberstes Prinzip jeder Höhenbergfahrt gilt, sich penibel gesund und leistungsfähig zu erhalten.

Energiestoffwechsel

Die Nahrungszusammensetzung hat keinen Einfluss auf Akklimatisation oder AMS-Risiko. So spielt die für die Leistungsfähigkeit in der Höhe vorrangige kohlenhydratreiche Nahrung keine Rolle für die Höhenanpassung. Höhenödeme hängen auch nicht mit dem Salzgehalt der Nahrung zusammen. Salzreiche Speisen haben daher keinen Einfluss auf das Höhenödem-Risiko.

Eine optimale Energiezufuhr kann zwar weder mangelndes Training noch eine ungenügende Akklimatisation ersetzen und bringt auch keine Leistungssteigerung, ist aber ein unverzichtbarer Faktor für die Aufrechterhaltung der Leistungsfähigkeit.

Höhenbedingter Gewichtsverlust

Während eines Aufenthaltes oberhalb von 5000 m erfolgt eine zunehmende Verminderung des Körpergewichtes von bis zu 10 Prozent, und zwar auch bei optimaler Akklimatisation und hochkalorischer Ernährung. Oberhalb von 5000 m handelt es sich hierbei zu rund 70 % um Fettverluste, wie die überwiegende Mehrzahl neuerer Studien bestätigen konnte, während die Reduktion von Muskelmasse (negative Stickstoffbilanz) nur in sehr extremen Höhen bedeutsam sein dürfte. Ein Gewichtsverlust unterhalb von 5000 m hingegen ist nicht ernährungsbedingt.

Die Ursachen sind mutlifaktoriell und zum Teil noch ungeklärt. Im Vordergrund stehen **Bilanzdefizite** bzw. ungünstige Stoffwechselprozesse.
Den meist intensiven Beanspruchungen über viele Tagesstunden hinweg steht auf vor allem beim Höhenbergsteigen sehr oft eine qualitativ und quantitativ eingeschränkte Zufuhr gegenüber, und zwar bedingt durch Appetitverlust, erschwerte Ernährungsbedingungen, Verdauungsstörungen

usw. Hauptverantwortlich für den Gewichtsverlust in großen und extremen Höhen ist aber ein **Appetitverlust.**

Die beim Höhenbergsteigen geradezu charakteristischen Bilanzdefizite können akute und auch längerfristige Folgen haben: Eine ungenügende Kohlenhydratzufuhr kann kurzfristig zu Hypoglykämie, zu Störungen im Eiweißstoffwechsel sowie zu zentraler Ermüdung und Erschöpfung führen. Flüssigkeitsmangel ruft Dehydrierung, Kreislaufstörungen, Thrombosen, Thrombembolien, Erfrierungen, Erschöpfung sowie längerfristig Nierensteine hervor.

Eine bestmögliche Nahrungsmittel- und Flüssigkeitszufuhr hat daher beim Höhenbersteigen Priorität. Die folgenden Kapitel fassen die wichtigsten praktischen Aspekte zusammen:

Ernährung

Die Nahrungsmittel sollen **kohlenhydratreich, schmackhaft, gut gewürzt und leicht verdaulich** sein sowie möglichst auch den eigenen heimischen Ernährungsgewohnheiten entsprechen, wobei die wesentlichen Grundnahrungsmittel (Reis, Kartoffel, Eierteigwaren, Mehl, Zucker, Salz usw.) in der Regel auch im Gastland erhältlich sind.

Mit zunehmender Höhe sollen Fette reduziert werden, und zwar zugunsten kohlenhydratreicher Speisen. Der respiratorische Quotient verstärkt sich unter Hypoxie zugunsten einer kohlenhydratreichen Ernährung (Abbildung 7). Auch sollten wegen des reduzierten Sauerstoffes häufigere, aber kleinere Mahlzeiten bevorzugt werden.

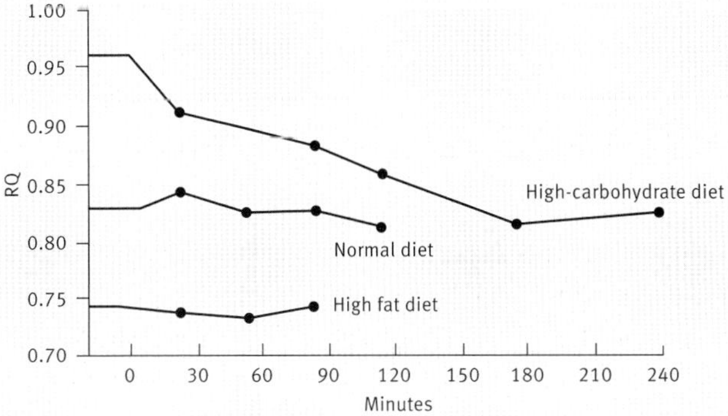

Abb 7 Schematische Darstellung des respiratorischen Quotienten bei verschiedenen Nahrungsformen: Eine betont kohlenhydratreiche Kost ermöglicht die längste Energiebereitstellung (nach ASTRAND).

Ausschlaggebend für die Gesundheit und Leistungsfähigkeit am Berg ist auch die **Nahrungsmittelhygiene**. Sie steht an erster Stelle jeder Gesundheitsvorbeugung beim Höhenbergsteigen. Nach wie vor gilt die konsequente und kompromisslose Befolgung des bekannten Leitsatzes: „BOIL IT, COOK IT, FRY IT, PEEL IT OR FORGET IT“ Es ist zweifelsfrei erwiesen, dass die Erkrankungswahrscheinlichkeit mit der Zahl der Verstöße gegen die Nahrungsmittelhygiene zunimmt. **Von folgenden Dingen sollte man beim Höhenbergsteigen möglichst die Finger lassen:**

- Nicht selbst zubereitete Einheimischenkost
- Rohe Fisch- und Fleischspeisen
- Hamburger
- Ungekochte, kalte Saucen
- Rohe Salate und ungekochtes Gemüse
- Leitungswasser
- Frisch gepresste Fruchtgetränke
- Eiswürfel in Getränken
- Unschälbare oder bereits geschält servierte Früchte
- Nicht pasteurisierte Milch und Milchprodukte
- Butter, Weichkäse
- Kalte Desserts

Auch sollte man grundsätzlich *keine üppigen Mahlzeiten* und *keine allzu fetten Gerichte* zu sich nehmen. Vorsicht auch bei Buffets in warmer Raumtemperatur. Alle diese wichtigen nahrungshygienischen Grundsätze gelten übrigens, was viele nicht wahrhaben wollen, auch in städtischen Luxushotels und in pompösen Nobelrestaurants. Die für unsere Begriffe meist sehr starken Gewürze der Speisen in den meisten Zielländern haben eine wichtige antimikrobielle Funktion.

Flüssigkeitshaushalt

Der tägliche Flüssigkeitsbedarf oberhalb der Schwellenhöhe beträgt etwa 3 bis 4 Liter.

Häufiges Trinken vor, während und vor allem nach jeder Tagesetappe ist beim Höhenbergsteigen stets besonders wichtig. Elektrolytgetränke sind dazu aber nicht erforderlich. In der Höhe lässt das Durstgefühl auch bei fortschreitendem Flüssigkeitsverlust nach, und selbst die Intensität des Schwitzens gibt keine verlässlichen Hinweise auf den tatsächlichen Flüssigkeitsbedarf.

Der Flüssigkeitsbedarf ist bei einzelnen Höhenbergsteigern allerdings sehr unterschiedlich. Man sollte daher die optimalen Trinkmengen und besten Trinkstrategien auch individuell am eigenen Wohlbefinden sowie an persönlichen Erfahrungswerten orientieren.

Höhenbergsteiger erleiden jedenfalls zwangsläufig, auch bei konsequentem Trinken, nicht unbeträchtliche Körperwasserverluste. Es geht also in erster Linie darum, diese Flüssigkeitsdefizite durch häufiges, forciertes Trinken bei jeder sich bietenden Gelegenheit so gering wie möglich zu halten. Häufiges Trinken kann AMS nicht verhindern, aber Flüssigkeitsmangel kann die Symptome von AMS verstärken

Bedenklich ist immer die Abnahme der täglichen Urinmenge auf weniger als einen Liter in 24 Stunden (nicht jedoch eine Veränderung der Urinfarbe), während eine vermehrtes Urinieren als Zeichen guter Höhenanpassung gilt. Ob man seine Urinmenge im Messbecher bestimmt oder durch „Sekundenzählen" (Dauer des Urinierens) abschätzt, ist Geschmackssache.

Das Hauptproblem von Flüssigkeitsdefiziten in der Höhe: Bei zunehmender Hämokonzentration (Bluteindickung) vermindert sich die Geschwindigkeit des venösen Blutflusses, wodurch die durch Kälteeinfluss an sich schon erhöhte Neigung zu lebensbedrohlichen **Thrombosen** bzw. **Thrombembolien** beträchtlich zunimmt - daran sterben beim Höhenbergsteigen vermutlich mehr Menschen als durch akute Höhenödeme.

Ein ernstes Problem kann die **Wasserqualität** darstellen: Quellwasser ist in fast allen Bergregionen der Welt bis in sehr großen Höhen zum Trinken und Zähneputzen prinzipiell nicht geeignet, da sich bis hoch hinauf Tiere im Gelände aufhalten und damit Fäkalien in den Boden gelangen. Wenn Einheimische beteuern, ihr Wasser wäre genießbar, bedeutet das noch lange nicht, dass das auch für uns zutrifft.

Trinkwasseraufbereitung: Wasser kann bis etwa 6000 m dadurch genießbar gemacht werden, **dass man es bis zum Kochen erhitzt und danach bis auf Trinktemperatur abkühlen lässt**. Diese für die Ernährungshygiene ausreichende Maßnahme tötet alle relevanten Krankheitserreger (Protozoen, Amöben und die allermeisten Bakterien). Mit der Höhe sinkt der Siedepunkt des Wassers (z.B. 90°C auf 3000 m, 81 °C auf 6300 m), was aber kaum Einfluss auf die Keimabtötung hat. Ein Druckkopftopf ist freilich günstiger, und zwar deshalb, weil er auf allen Höhen Brennstoff und Zeit einspart. Falls das Erhitzen nicht möglich ist, hat sich folgende Vorgangsweise bewährt: Wasser zuerst mit speziellen Filtriergeräten (z.B. KATADYN) filtern und anschließend für etwa eine Stunde mit einem chlorhaltigen Desinfektionsmittel oder mit chlorfreiem, silberhältigen MICROPUR oder (am besten) mit Jod desinfizieren.

Industriell aufbereitetes Trinkwasser sowie Softdrinks können in der Regel bedenkenlos getrunken werden, aber nur bei unversehrtem Originalverschluss und wenn das Abfülldatum akzeptabel ist.

Alkohol kann bei Kälte in der Höhe gefährlich werden: Alkohol bewirkt zwar entgegen bisheriger Vorstellungen *keine* Gefäßerweiterung und damit auch keine vermehrte Wärmeabgabe, aber es hemmt das physiologische muskuläre Kältezittern und verhindert daher die lebenswichtige kompensatorische Wärmeproduktion.

Der Schlaf in der Höhe

Vor allem in der Akklimatisationsphase sind Schlafprobleme häufig: Einschlafstörungen, häufiges Erwachen, häufige Episoden periodischer Schlafatmung und als Folgeerscheinung Unausgeschlafenheit am folgenden Tag mit konsekutiv erhöhtem Unfallrisiko. Die Kombination zahlreicher Faktoren ist dafür verantwortlich: Ungewohnte Umgebung, Kälte, Unbequemlichkeit (Zelt, Schlafsack, harter Boden), die physiologische Reaktion auf Hypoxie, aber auch Höhenkopfschmerzen und verschiedene Stadien der akuten Höhenkrankheit. Hauptverantwortlich für Schlafschwierigkeiten ist aber eine vermehrte periodische Schlafatmung (s.o.). Auch wenn dieses Phänomen während der Akklimatisationsphase häufiger auftritt (oft erst in der zweiten oder dritten Nacht auf einer neuen Höhe), bleibt es üblicherweise auch im akklimatisierten Zustand während des gesamten Höhenaufenthaltes weiter bestehen.

Im Alltag weisen rund 10 % der Menschen eine vermehrte Schlafapnoe auf, was sich meist durch Schnarchen manifestiert. Bei solchen prädisponierten Personen verstärkt sich die Schlafapnoefrequenz in der Höhe. Aus dem so gestörten Schlaf resultiert anderntags eine gesteigerte Tagesmüdigkeit bis hin zu häufigen Phasen von sog. „Sekundenschlaf“. Das erhöht in wahrscheinlich nicht unbeträchtlichem Ausmaß das Stolper- und Absturzrisiko.

Diese nächtlichen Apnoephasen können aber auch schon während der Nacht sehr unangenehm und beängstigend sein, wenn nämlich der unerfahrene Betroffene oder sein Zeltnachbar plötzlich aufwacht und wegen der Apnoe in Panik gerät oder die Hyperventilations-Phase als Höhenlungenödem missdeutet. Höhentouristen wachen nicht selten mit panikartigen Atemnot auf, sie haben dabei das beengende Gefühl, „nicht genug Luft" zu bekommen („Ich muss rasch ins Freie, sonst ersticke ich.").
Wie kann das Schlafen in der Höhe verbessert werden? Die mit Abstand beste Vorbeugung besteht in der Befolgung der richtigen Akklimatisationstaktik ab der Schwellenhöhe, vor allem die Befolgung der Regel „Climb high sleep low". Auch sollten die äußeren Umstände, vor allem der Liegekomfort, so weit wie möglich verbessert werden. Aber das ist nicht immer optimal möglich, weshalb auch pharmakologische Schlafunterstützungen in Frage kommen:

DIAMOX® (125 - 250 mg abends) wird seit langem als Schlafverbesserer in der Höhe empfohlen. Als einzige Schlafmittel nach erfolgter Akklimatisation kommen **Benzodiazepine** in Betracht. Sie sind aber in der Akklimatisationsphase nicht empfehlenswert (Atemdämpfung, Hangover).

Alkohol scheint wegen der damit verbundenen Atemdämpfung und Flüssigkeitsausscheidung in der Höhe kontraproduktiv zu sein.

Gehtaktik und Atemrhythmus

Die individuelle Steigtaktik (Gehtempo) ist das Um und Auf für die Leistung beim Höhenbergsteigen. Gute Gesundheit und Akklimatisation vorausgesetzt, hat jeder von uns ein ganz bestimmtes individuelles Energiereservoir zur Verfügung, das in erster Linie vom aktuellen Trainingszustand abhängt.
Es betrifft nicht nur das Wohlbefinden, sondern wesentlich auch die Sicherheit, wenn man dafür sorgt, dass dieses Energiereservoir verlässlich bis zum Tourenende ausreicht, ohne dass die Reserven angegriffen werden müssen.

Mit der Methode der rationellen, individuell angepassten Gehtaktik hat man ein ungemein wirksames, einfaches Instrument zur Verfügung, mit dem man auch längere Tagesetappen ohne bedrohlichen Kräfteverschleiß bewältigen kann. Während der Akklimatisationsphase ist ein rationeller und bedächtiger Gehrhythmus besonders wichtig. Der oberste Grundsatz lautet :

JEDER GEHT SEIN EIGENES TEMPO

Orientieren Sie sich keinesfalls am Gehtempo von einheimischen Guides, Sherpas oder Trägern! Diese gehen in der Regel entweder zu schnell oder zu langsam und sind es jedenfalls nicht gewöhnt, ihr Gehtempo anderen anzupassen. Wer aber zu schnell, unangepasst und unrhythmisch höher steigt, riskiert eine vorzeitige Ermüdung, eine bedrohliche Erschöpfung oder in der Akklimatisationsphase eine akute Höhenkrankheit.

Aufwärmen

Das langsame „Aufwärmen" des Organismus durch Warmgehen in der ersten halben Stunde des Tages ist für die spätere Leistungsfähigkeit entscheidend. Der Zweck des Warmgehens besteht darin, den Organismus aus dem Ruhezustand heraus nicht plötzlich, sondern allmählich „auf Touren" zu bringen.

Die Taktik ist ganz einfach: Am Beginn einer Etappe mit bewusst verminderter Geschwindigkeit losgehen. Erst nach etwa 20 bis 30 Minuten darf die Belastungsintensität allmählich auf das individuelle Niveau (siehe unten) gesteigert werden. Das Warmgehen kann auch durch 10 bis 15 Minuten Dehnungsgymnastik ersetzt werden.

Schrittempo während der Tour

Bereits ab etwa 1500 m Seehöhe erfolgt bekanntlich ein hypoxiebedingter physiologischer Anstieg der Atemfrequenz in Ruhe und unter Belastung. Diese Atemfrequenz regelt den Schrittrhythmus. Je nach Höhe, Steilheit des Geländes und Akklimatisationszustand sollte man bis etwa 5000 m Seehöhe möglichst zwischen den beiden folgenden Schrittrhythmen wählen können:

Die **Steuerung der Steiggeschwindigkeit** erfolgt sehr einfach und effizient auch ohne Pulsmessgerät, und zwar über den

Atemrhythmus

Bereits ab etwa 1500 m Seehöhe erfolgt bekanntlich ein hypoxiebedingter physiologischer Anstieg der Atemfrequenz. Diese verstärkte Atemfrequenz regelt den Schrittrhythmus. Je nach Höhe, Steilheit des Geländes und Akklimatisationszustand sollte man bis etwa 5000 m Seehöhe möglichst zwischen den beiden folgenden **Schrittrhythmen** wählen können:

1 Schritt Einatmen - 2 Schritte Ausatmen (Akklimatisation)
1 Schritt Einatmen - 1 Schritt Ausatmen

Vor allem in der Akklimatisationsphase ist ein kompromisslos aerobes Gehtempo enorm wichtig. Nur so kann ein stärkerer Abfall der Sauerstoffsättigung des Blutes bzw. ein übermäßiger Lungendruckanstieg vermieden werden. Die individuelle Steuerung eines rationellen aeroben Gehtempos erfolgt sehr einfach über den 1:2-Atemrhythmus:
1 Schritt Einatmen - 2 Schritte Ausatmen.

Auf unschwierigem Terrain ist dieser Atemrhythmus bei etwas Übung bei geschlossenem Mund, also reiner Nasenatmung (in großen Höhen besonders wichtig) bis zu etwa 5000 Meter Seehöhe durchaus durchführbar. Nur so befindet man sich verlässlich im aeroben Bereich (60 - 70 % der maximalen Leistungsfähigkeit).

Jedenfalls muss man in der Akklimatisationsphase jede anaerobe Anstrengung vermeiden, vor allem wenn sie mit Atemnot und Pressatmung verbunden ist. Die Devise lautet: Betont langsame und sparsame Bewegungen, kurze Tagesetappen, nur leichte Traglasten und häufige Rasten - *„Schleppen Sie sich nicht zu Tode !"* oder: *„Wer schneller geht als ein Ochse, der ist ein Ochse !"*

Wichtig ist auch, dass immer bewusst ein- und ausgeatmet wird. Wird das Gelände steiler oder schwieriger, muss das Schritttempo entsprechend verlangsamt werden, und zwar so, dass auch in Steilstücken weitergegangen werden kann, ohne immer wieder atemlos stehen bleiben zu müssen. Erfordern größere Höhen, eine Kletterpassage oder z.B. Spuren im Tiefschnee eine größere Anstrengung (d.h. muss man zwangsläufig schneller atmen), dann ist das nur bei optimalem Akklimatisations- und Trainingszustand ohne Risiko möglich. Die körperliche Verfassung (Trainingszustand) entspricht immer dann der Leistungsanforderung, wenn man sich nach solchen Passagen besonderer Anstrengung sofort wieder erholt, ohne lange rasten zu müssen.

Im noch nicht ausreichend akklimatisierten Zustand sowie in extremen Höhen gibt es in schwierigen Passagen einen weitere sehr wirksame Methode: **Bewusst forciert atmen**, das heißt durch offenen Mund heftig und möglichst tief ein- und kräftig ausatmen. Vielleicht sollte man aber mit seinen Partnern vorher darüber reden, denn sonst könnte man durch die heftigen Atemgeräusche den Eindruck erwecken, man sei bereits am Ende der Kräfte.

Auch bei **längeren Abstiegen** in großen und extremen Höhen sollte man möglichst bewusst, forciert und tief ein- und ausatmen, auch wenn es die im Vergleich zum Aufstieg verminderte Belastung an sich nicht erfordern würde. Höhenkopfschmerz, AMS/HACE und HAPE treten vielleicht auch deshalb nicht selten gerade im Abstieg auf, weil das Atemminutenvolumen (vor allem die Atemfrequenz) beim weniger anstrengenden Bergabgehen im Verhältnis zum vorhergegangenen Aufstieg naturgemäß geringer ist.

Gehen mit Stöcken

Die heute weit verbreitete Benützung von Teleskopstöcken als Steighilfen auf Trekkingtouren und beim Höhenbergsteigen ist in einigen speziellen Situationen durchaus vorteilhaft:

- Bei bereits bestehenden chronischen Gelenksschäden
- Bei Schnee, Nässe, Flussüberquerungen, schlechter Sicht
- Beim unvermeidlichen Tragen schwerer Rucksäcke
- Bei Verletzungen oder Erkrankungen

Wichtig ist stets eine **exakte Stocktechnik:** Es dürfen immer nur zwei Stöcke verwendet werden, deren Länge stufenlos verstellbar und deren Griffe so geformt sind, dass ein wirksames Abstützen der Hand nach unten möglich ist. Die Stöcke müssen immer möglichst nahe der Falllinie des Körpers eingesetzt werden.

Abgesehen von den oben genannten Situationen sind aber Bergstöcke **nicht** sinnvoll und sollten daher vor allem aus Sicherheitsgründen (Stolpergefahr, Beeinträchtigung der Trittsicherheit) **nicht regelmäßig** verwendet werden. Teleskopstöcke gehören aber zur Ausrüstung, wenn gesundheitliche Probleme auftauchen und man trotzdem auf eigenen Beinen weitersteigen muss: Jede Beeinträchtigung des Gesundheitszustandes, ja selbst eine harmlose Knöchelverstauchung kann in einem abgelegenen Gebirge ohne „Stützkrükken“ zu ernsten Schwierigkeiten führen.

Füße und Schuhe

So trivial das auch klingen mag: Auf Höhenbergfahrten sind die eigenen Füße (neben dem Gehirn) der wichtigste Körperteil. Sie müssen deshalb sorgsam gehegt und gepflegt werden, um über Tage und Wochen hinweg problemlos, d.h. ohne Blasen, Druckstellen und Wunden, einsatzfähig zu sein. Empfindliche Füße können an neuralgischen Stellen (Ferse, Knöchel, Rist, Zehen) vor allem in den ersten Tagen durch aufklebbaren Schaumstoff (z.B. RESTON von 3M) recht gut abgepolstert werden. Ein Verkleben empfindlicher Fußstellen mit Tapestreifen ist hingegen nicht empfehlenswert, da die verklebte Haut durch den Luftabschluss aufweicht und geschädigt wird.

Die Qualität der Bergschuhe spielt natürlich eine entscheidende Rolle: Vor allem neue Trekkingschuhe sollen zu Hause unbedingt ausreichend „eingegangen" werden, und zwar auf mehreren mehrstündigen Bergtouren. Sie müssen absolut wasserfest (falls es solche Schuhe überhaupt gibt) und seitenstabil sein, stets über die Knöchel reichen und unbedingt eine konventionelle Profilgummisohle aufweisen. Trekkingschuhe sollten immer möglichst locker geschnürt werden. Bezüglich optimaler Socken gibt es bekanntlich sehr unterschiedliche Auffassungen - jeder Experte vertritt hier seine eigene Glaubensrichtung.

Treten Wundstellen an den Füßen auf, müssen diese mit besonderer Akribie behandelt werden: Während des Gehens klebt man gelhaltige Spezialfolien auf (z.B. COMPEED) und kann im Lager und vor allem nachts im Schlafsack auf einen antibiotischen Salbenverband wechseln.

Ein weiterer Tipp zur Fußpflege: Wenn irgendwie möglich, sofort nach Eintreffen am Tagesziel die Füße entkleiden, soweit es die Außentemperaturen erlauben (vor allem aber im Schlafsack).

Bagatellschäden

Auf Trekking und Expeditionen muss man sich besonders sorgfältig auch vor solchen Verletzungen und Erkrankungen schützen, die man zuhause kaum besonders beachten würde: Verstauchungen, Abschürfungen, kleine Wunden, Abszesse, Bindehautentzündungen, Sonnenbrand, Infekte usw. Unter den extremen Bedingungen abgeschiedener Hochgebirge, vor allem aber in großen und extremen Höhen, können solche so genannten Bagatellverletzungen oder -erkrankungen sehr schnell zu einer ernsten Bedrohung nicht nur für den Betroffenen, sondern für das ganze Unternehmen werden.

Falls solche Probleme auftreten, müssen sie daher auch besonders penibel behandelt werden. So kann beispielsweise eine Abschürfung eines Fingers viel eher als zu Hause zu einer gefährlichen Eiterung werden, wenn nicht rechtzeitig etwas dagegen unternommen wird.

Es muss möglichst vermieden werden, dass sich der Gesundheitszustand eines Betroffenen so sehr verschlechtert, dass ein Abtransport zur nächsten Krankenstation unumgänglich erscheint: Die medizinische Infrastruktur, vor allem aber die ärztlichen Versorgungseinrichtungen sind in den allermeisten asiatischen, afrikanischen und südamerikanischen Gebirgsländern derart katastrophal, dass man ihnen möglichst aus dem Wege gehen sollte, um noch größere Gesundheitsschäden zu vermeiden.

6. Die akute Höhenkrankheit

Jeder Mensch kann höhenkrank werden, wenn er nur schnell genug höher steigt. Im Prinzip ist daher auch jeder selbst schuld, wenn er höhenkrank wird.

Unter dem Sammelbegriff **akute Höhenkrankheit** versteht man an sich alle Anpassungsstörungen an subakut einwirkende Höhenhypoxie. Da die genauen pathophysiologischen Mechanismen noch unbekannt sind, sind auch Terminologie und gängige Klassifikationen einigermaßen uneinheitlich und manchmal sogar verwirrend.

Vier höhenbedingte Syndrome stehen dabei im Vordergrund: **Milde akute Höhenkrankheit (AMS), Höhenlungenödem (HAPE), Höhenhirnödem (HACE)** und **Chronische Höhenkrankheit (Chronic Mountain Sickness CMS** oder **Monge`s Disease)**. Da CMS ein Phänomen der Höhenbewohner in den Anden darstellt, ist sie für die touristische Höhenmedizin nicht relevant. Darüber hinaus gibt es zahlreiche weitere Gesundheitsstörungen, die für das Höhenbergsteigen typisch sind und die auch häufig als akute Höhenkrankheit fehlinterpretiert werden.

Man kann jedenfalls davon ausgehen, dass die gemeinsame Ursache aller Formen der akuten Höhenkrankheit in einer mangelhaften Akklimatisdation liegt. Während heute über Diagnose, Therapie und Prävention der akuten Höhenkrankheit weitgehende Klarheit herrscht, werfen Pathophysiologie, individuelle Anfälligkeit und allfällige Querverbindungen der einzelnen Formen zueinander noch zahlreiche offene Fragen auf.

Die Formen der akuten Höhenkrankheit

Man unterscheidet zerebrale und pulmonale Formen der akuten Höhenkrankheit. Die akute Höhenkrankheit ereignet sich also im Gehirn und/oder in der Lunge.

Zerebrale Form der Höhenkrankheit

AMS, die sog. milde akute Höhenkrankheit, tritt vornehmlich in Höhen zwischen 2500 und 6000 m auf, also auch in den Alpen, und zwar wohl deshalb, weil in diesen Höhenbereichen die meisten Bergsteiger anzutreffen sind. Im Gegensatz zu außeralpinen Höhenregionen verläuft AMS in Europa nur selten dramatisch, weil meist in kürzester Zeit ein Abstieg in tiefere Lagen möglich ist. Ob die akute Höhenkrankheit auch unterhalb der Schwellenhöhe (2500 m) auftreten kann ist umstritten.

HACE gilt heute als ein von AMS völlig unabhängiges Krankheitsbild. Das häufig tödliche HACE, welches übrigens nicht nur in extremen Höhen in Erscheinung treten kann, stellt eine generalisiert neurologische Störung dar.

Pulmonale Form der Höhenkrankheit

HAPE, das Höhenlungenödem, kommt vornehmlich in Höhen zwischen 2500 und 6000 m vor. Zwei Drittel aller HAPE-Fälle ereignen sich zwischen 3000 und 4500 m Seehöhe. HAPE ist die häufigste Todesursache an akuter Höhenkrankheit.

HAPE beginnt oft charakteristischerweise in der zweiten Nacht in einer neuen Höhe bzw. in der vierten Nacht nach Überschreiten der Schwellenhöhe und kann völlig unabhängig von AMS / HACE auftreten, häufig aber auch gemeinsam mit diesem. Bei HAPE-Patienten kann sich AMS besonders rasch zu HACE entwickeln. Das bevorzugte nächtliche Auftreten von HAPE dürfte auf den schlafbedingt zusätzlich verringerten Blutsauerstoff, aber auch darauf zurückzuführen sein, dass eine waagrechte Oberkörperposition zu einer zusätzlichen Lungendruckerhöhung führt. Nach mehr als vier Tagen im selben Höhenbereich besteht praktisch kein HAPE-Risiko mehr.

Zwei weitere hypoxiebedingte Erkrankungen in der Höhe sind die peripheren Höhenödeme (High Altitude Local Edema, **HALE**) sowie die hypoxiebedingten Retinablutungen (High Altitude Retinal Haemorrhage, **HARH**) (s.u.). Beide Phänomene sind an sich harmlos, gelten aber als Warnhinweise auf einen nicht reibungslos verlaufenden Akklimatisationsprozess.

Inzidenz der akuten Höhenkrankheit

Die Inzidenz aller Formen der Höhenkrankheit steigt mit zunehmender Seehöhe zwar generell an, weist aber beträchtliche geografische Unterschiede auf, und zwar in Abhängigkeit von den konkreten Umständen des Aufstieges.

Die Häufigkeit von AMS liegt weltweit im Durchschnitt wahrscheinlich bei rund 30 bis 50 %. In den Alpen wurde eine Inzidenz von 9 % auf 2850 m, 13 % auf 3050 m und 34 % auf 3650 m festgestellt. Rund 66 % derjenigen, die den Mt.Rainier (4.800 m, USA) besteigen, und etwa 47 % der Everest-Trekker bekommen AMS. Insgesamt liegt die AMS-Inzidenz bis zu 3000 m bei etwa 25 % und oberhalb von 4000 m bei über 40 %.

Dass auch die geografische Breite maßgeblich ist, zeigen Beobachtungen am Mount McKinley (Alaska): rund 30 % entwickeln AMS, 2-3 % ein Höhenödem. Bei einem Kurzzeitaufenthalt auf 4559 m Höhe fand man unter starker körperlicher Anstrengung bei 15 % gesunder Personen ein mildes HAPE. Tieflandbewohner, die mit der Andenbahn von Lima direkt nach Cerro de Pasco (4300 m) fahren, weisen am nächsten Morgen nahezu ausnahmslos AMS-Symptome auf.

Die Inzidenz eines klinisch manifesten HAPE liegt oberhalb von 3500 m bei bis zu 5 %, wobei die Letalität zwischen 6 % (unter Sauerstofftherapie) und 44 % (unbehandelt) liegt.

HAPE und HACE weisen bezüglich Erkrankungshäufigkeit (HAPE ca. 0.7 %, HACE ca. 0.3 %) und tödlichem Ausgang (HAPE ca. 24 %, HACE ca. 40 %) angeblich deutliche Unterschiede auf, auch weil HAPE sich bei richtigen Sofortmaßnahmen in der Regel klinisch innerhalb von wenigen Stunden bessert, während HACE therapeutisch auch durch raschen Abtransport manchmal kaum beeinflussbar ist. Ob HACE tatsächlich viel seltener auftritt als HAPE, ist allerdings fraglich. HACE verläuft ungleich öfter mit tödlichem Ausgang.

Bei kombinierten Höhenödemen liegt die Todesrate besonders hoch.
Zwei weitere interessante Feststellungen: In Nepal geschehen 80 % aller tödlich verlaufenden HAPE / HACE-Fälle auf organisierten Trekkingtouren, obwohl an solchen nur etwa 40 % aller Trekkingtouristen teilnehmen. Dieser bemerkenswerte Umstand weist darauf hin, dass innerhalb von Gruppen eine größere Tendenz zum Ignorieren, Bagatellisieren und Verheimlichen von Frühzeichen der akuten Höhenkrankheit besteht als bei Individualtouristen.

Einheimische, Träger und lokale Begleiter sind zumindest genauso anfällig auf AMS, HAPE und HACE wie wir. Ihr Erkrankungsrisiko scheint nach neueren Untersuchungen sogar wesentlich höher zu sein: Basnyat fand am heiligen See Gosainkund (Langtang Himal, Nepal) in 4300 m Höhe, dass bei einheimischen Pilgern die Inzidenz von AMS 68 %, von HACE 31 % und von HAPE 5 % betrug, wobei Frauen überproportional häufiger betroffen waren.

Eine Untersuchung von Gesundheitsproblemen bei Tägern und Trekkingtouristen in Nepal ergab, dass bei einer totalen Inzidenz von 45 % jene von Trägern 77 %, von Trekkern 17 % und der Begleitmannschaft (Sherpas, Köche) 7 % betrug. Im Vordergrund standen dabei Atemwegsinfekte (12 %), AMS (8 %), Magen-Darm-Erkrankungen (6 %), Angstsyndrome (3 %), Schneeblindheit (3 %), akute Alkoholvergiftung (2 %) u.a.m.

Die Ursachen liegen auf der Hand: Einheimische wissen meist überhaupt nicht über Höhenkrankheit Bescheid, es gibt sprachliche Mitteilungsbarrieren, und als sozial völlig schutzlose Träger fürchten sie um ihren Job. Dazu kommt, dass sie miserabel ernährt und schlecht gekleidet sind sowie Schwerstarbeit unter enormen Anstrengungen leisten müssen, das heißt sehr oft viel zu schwere Lasten tragen. Zudem ist die gelegentliche so genannte Trägerversicherung miserabel und völlig unzureichend. Höhenkranke Träger werden von ihren Führern, die ja aus einer privilegierten sozialen Schicht stammen (z.B. Sherpas), meist brutal zurückgelassen und sind dann weitab von ihrem Zuhause hilflos ihrem Schicksal ausgeliefert, ohne dass die Touristen, für die sie sich abgerakkert haben, davon überhaupt etwas mitbekommen.

Als verantwortungsbewusste Trekker und Höhenbergsteiger sollten wir daher immer ein besonderes Augenmerk auf die einheimische Mannschaft legen, besonders jedenfalls auf unsere Träger, um frühzeitig eingreifen zu können. Es sollte für uns natürlich selbstverständlich sein, dass wir ihnen im Erkrankungsfall die selben Behandlungs- und Abtransportmöglichkeiten (z.B. per Hubschrauber) gewährleisten und finanzieren wie uns selbst.

Disposition und Risikofaktoren

Es gibt große individuelle, genetisch bedingte Dispositionsunterschiede. Aber jeder Mensch kann bei entsprechender Aufstiegsgeschwindigkeit und in der entsprechenden Höhe höhenkrank werden. Personen, die schon früher AMS, HACE oder HAPE erlitten, bleiben auch weiterhin besonders anfällig.

Der neben der individuelle Reaktion auf Hypoxie wichtigste Risikofaktor ist die Geschwindigkeit des Aufstiegs („rate of ascent"). So weisen Trekker auf dem Weg zum Everest, die mit dem Flugzeug nach Lukla (2850 m) fliegen, später doppelt so häufig AMS auf als solche, die von Jiri (1900 m) aus zu Fuß nach Lukla aufsteigen (47 zu 23 %). Rund 30 % aller Trekkingtouristen in Namche Bazaar (3400 m) sind höhenkrank. 1.6 % der nach Lukla geflogenen und 0.05 % der dorthin zu Fuß aufsteigenden Touristen entwickelten auf rund 4300 m (Pheriche) ein Höhenödem.

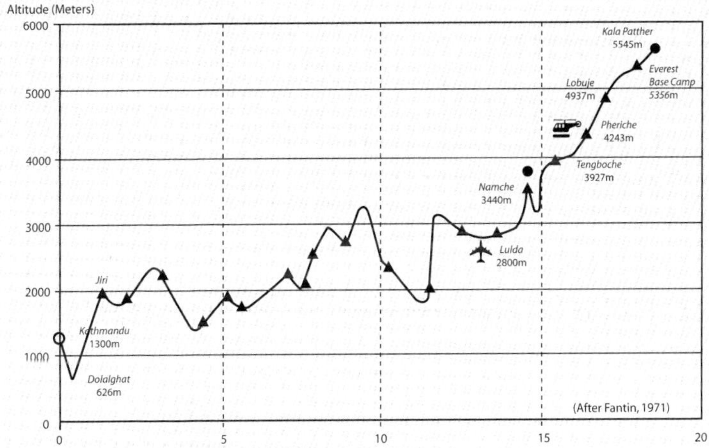

Abb 8 Höhenprofil der Everest-Route.

Auf der berühmten Trekkingroute zum Everest-Basislager konnten höchst aufschlussreiche Beziehungen zwischen der Aufstiegsrate und dem AMS-Risiko nachgewiesen werden: Während zwar das Nichteinhalten der üblichen zwei Akklimatisationstage in Namche Bazaar (3435 m) das AMS-Risiko um etwa 80 % erhöht, brachte ein Mehr an Aufenthaltstagen in Namche Bazaar später keinen Akklimatisationsgewinn.

Für diese Route werden - abgesehen von den zwei Nächten in Namche - zwischen Lukla (2800 m) und Pheriche (4243 m) zwischen 3 und 8 Tage verwendet. Dabei stellte sich heraus, dass jeder zusätzliche Tag eine Risikominderung von 18,7 % bedeutete:

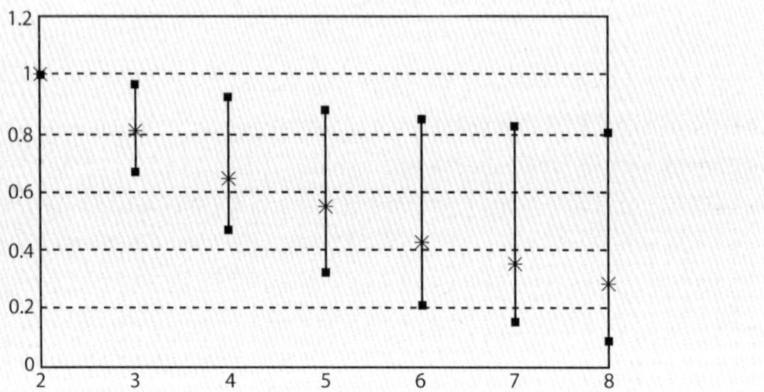

Abb 9 Minderung des AMS-Risikos von 18.7 % bei jedem zusätzlichen Tag zwischen Lukla und Pheriche (nach Basnyat)

Ob **Flüssigkeitsmangel** einen Einfluss auf das AMS-Risiko hat, ist fraglich. Eine Studie wies für große Höhen (Everest-Trek) nach, dass Tagestrinkmengen von weniger als 3 Liter das AMS-Risiko um ca. 60 % erhöhten, während jeder zusätzliche Liter pro Tag eine lineare AMS-Risikominderung von 24 % bedeutete.

AMS weist vermutlich keine Geschlechtsdisposition auf, während HAPE offensichtlich männliche Bergsteiger (vor allem unter 18 und über 60 Lebensjahren) bevorzugt. Die Anfälligkeit auf AMS ist unabhängig vom Trainingszustand, wohl aber abhängig vom Körpergewicht. Weil HAPE häufig nach anaeroben Belastungen (Pressatmung) und in großer Kälte auftritt, gelten diese Bedingungen als besondere Risikofaktoren für HAPE.

Risikofaktoren der akuten Höhenkrankheit:

- Aufstiegsgeschwindigkeit („rate of ascent“)
- Individuelle Disposition
- Flüssigkeitsmangel (?)

Auslösende Faktoren der akuten Höhenkrankheit:

- Nichtbeachtung höhentaktischer Regeln

- Anaerobe Belastung mit Pressatmung (HAPE)
- Kälte (HAPE)
- Atemwegsinfekte (HAPE)
- Schlafmittel
- Angst

Latenzzeiten

AMS-Beschwerden treten mit einer Latenzzeit von 6 bis 48 Stunden nach Höhenexposition auf, aber auch, wenn auch sehr selten, schon nach einer Stunde, und verschwinden meist spontan innerhalb von ein bis zwei Tagen, wenn die richtigen Konsequenzen gezogen werden. **HACE** kann sich unterschiedlich rasch aus AMS heraus entwickeln, während **HAPE** auch ohne AMS, und zwar meist in der zweiten Nacht (also nach 24 - 36 Stunden) in einer neuen Höhe bzw. in der vierten Nacht oberhalb der Schwellenhöhe, ohne besondere Vorwarnzeichen und nicht selten *während des Schlafens* oder im Abstieg entstehen kann.

Symptome der akuten Höhenkrankheit

Das individuelle Beschwerdebild bei akuter Höhenkrankheit kann sehr unterschiedlich zusammengesetzt sein. *Treten nur zwei bis drei der weiter unten aufgelisteten Symptome auf, gilt die Diagnose bereits als gesichert und muss zu den entsprechenden Sofortmaßnahmen führen.*

Drei Leitsymptome erfordern besondere Beachtung:

- Höhenkopfschmerz
- Ataxie
- Plötzlicher Leistungsabfall

Leitsymptom Höhenkopfschmerz

Das häufigste Leitsymptom der akuten Höhenkrankheit ist der Höhenkopfschmerz. Die Inzidenz des Höhenkopfschmerzes beträgt auf 2000 m etwa 20 %, auf 3000 m etwa 30 % und oberhalb von 3500 m 50 bis 75 %. Es handelt sich dabei charakteristischerweise um dumpfklopfende Schmerzen, die bei Erreichen einer bestimmten neuen Höhe rasch auftreten können. Sie verstärken sich häufig des nachts und beim Aufwachen. Anstrengungen intensivieren den Höhenkopfschmerz. Nicht selten verschlimmert sich der Höhenkopfschmerz beim Abstieg unmittelbar nach einen Anstieg (z.B. Passüberschreitung), und zwar vermutlich deshalb, weil sich beim weniger anstrengenden Bergabsteigen die Hyperventilation verringert. Vielleicht spielen beim Bergabgehen auch mechanische Erschütterungen eine Rolle.

Differentialdiagnostisch kommen *Meningealreizungen (sog. „Sonnenstich")*, vor allem aber Migräne in Betracht, wobei Hypoxie möglicherweise als Trigger wirkt. *Dehydrierung* (durch Schweißverluste, Abatmung oder mangelnde Flüssigkeitszufuhr) verursacht ebenfalls häufig Kopfschmerzen. Zur Abklärung empfiehlt sich ausgiebiges Trinken sowie Ibuprofen oder Naproxen (s.u.). Verschwinden die Kopfschmerzen darauf, besteht wahrscheinlich kein Zusammenhang mit AMS. Kopfschmerz allein, also ohne andere AMS-Symptome, ist (noch) keine Höhenkrankheit.

Leitsymptom Ataxie

Bei jeder Form von Höhenbeschwerden ist immer ein besonderes Augenmerk auf die Entwicklung von Gang- und Stehunsicherheiten (Ataxie) zu lenken: Das Auftreten von Ataxie ist das wichtigste Alarmzeichen für den Übergang von AMS zum lebensbedrohlichen HACE.

Hat man den Verdacht auf eine Gangunsicherheit, wendet man einen einfachen Test an: Man fordert die betreffende Person auf, ohne Schuhe und Rucksack entlang einer auf einem ebenen Boden gezeichneten geraden Linie jeweils einen Fuß unmittelbar vor den anderen zu setzen. Tritt man dabei immer wieder daneben, benötigt man eine Stütze oder fällt man sogar zu Boden, besteht höchstwahrscheinlich HACE. Balanceschwierigkeiten allein sind noch kein ausreichender HACE-Hinweis. Der Finger-Nase-Test ist ungeeignet.

HACE tritt nie aus heiterem Himmel auf. Stets bestehen bereits über 12 bis 24 Stunden AMS-Symptome, die aber fast immer verschwiegen oder verleugnet werden. Man kann daher davon ausgehen, dass die Entwicklung zu HACE bei rechtzeitigen Gegenmaßnahmen völlig vermeidbar wäre.

Leitsymptom plötzlicher Leistungsabfall

Im Vorfeld des HAPE kann es typische AMS-Symptome geben, das Vorstadium von HAPE kann aber auch ziemlich uncharakteristisch verlaufen: Unverhältnismäßige Müdigkeit, Atemnot anfangs bei Anstrengungen und dann in Ruhe sowie trockener Husten.

Das auffälligste Leitsymptom für ein unmittelbar bevorstehendes oder bereits beginnendes HAPE ist aber typischerweise **ein plötzlicher Leistungsabfall:** Ein bisher leistungsfähiger Bergsteiger benötigt plötzlich die zwei- oder dreifach längere Gehzeit als seine Partner, muss häufig rasten und erholt sich bei diesen Pausen kaum.

AMS, HACE und HAPE weisen folgende fakultativen Symptome auf:

MILDE AMS

- Kopfschmerz (Leitsymptom)

plus mindestens eines der folgenden Symptome:

- Müdigkeit
- Schwäche
- Appetitlosigkeit
- Übelkeit
- Ruheherzfrequenzerhöhung über 20 %
- Belastungsdyspnoe
- Schlaflosigkeit
- Häufige nächtliche Apnoephasen
- Apathie
- Periphere Ödeme
- Flüssigkeitsretention (verringerte 24-Stunden-Urinmenge)

Die so genannte milde AMS ist die häufigste Form der Höhenkrankheit. Einer der wichtigsten höhenmedizinischen Sicherheitsregeln besteht daher darin, AMS-Symptome rechtzeitig als solche zu erkennen und nicht irgendwelchen anderen Befindungsstörungen zuzuordnen.

Differentialdiagnose: AMS wird gerne mit einem banalen Virusinfekt, mit Erschöpfung, Magenverstimmung, Dehydrierung und Unterkühlung verwechselt. Es gilt der Grundsatz, dass verdächtige Symptome so lange als AMS angesehen werden, solange nicht das Gegenteil bewiesen ist. Unter folgenden Umständen handelt es sich wahrscheinlich nicht um AMS: Auftreten von Symptomen später als 3 Tage nach Erreichen einer neuen Höhe, keine Kopfschmerzen, rasche Besserung nach Rast bzw. Trinken, keine Besserung beim Abstieg, nach Sauerstoffgabe bzw. nach Dexamethason-Verabreichung.

SCHWERE AMS / HÖHENHIRNÖDEM (HACE)

- Ataxie (Leitsypmtom)
- Schwerste, medikamentenresistente Kopfschmerzen
- Übelkeit, Erbrechen
- Schwindelzustände
- Halluzinationen
- Lichtscheue
- Sehstörungen
- Papillenödem
- Vernunftwidriges Verhalten
- Neurologische Veränderungen (Nystagmus, Pyramidenzeichen, Hemiparesen, Nackensteifigkeit, Augenmuskelparesen)
- Fieber
- Bewusstseinsstörungen
- Koma
- 24-Stunden-Urinmenge unter 0.5 Liter

HACE ist zwar möglicherweise seltener als HAPE, hat aber „viele Gesichter" und verläuft häufig tödlich. Die Symptome können sich nämlich wie bei keiner anderen Form der akuten Höhenkrankheit sehr rasch zu Koma und Tod steigern. Wegen der fließenden Übergänge von AMS zu HACE, aber auch wegen des mit HACE häufig vergesellschafteten HAPE, muss man bei jeder unklaren schweren Befindungsstörung in der Höhe auch an HACE denken.

Differentialdiagnosen zum HACE: Aufgrund ihrer relativen Häufigkeit beim Höhenbergsteigen müssen bei HACE-Verdacht vor allem folgende zerebrale Differentialdiagnosen in Betracht gezogen werden: Migräne, Schlaganfälle, Transient Ischämische Attacken (TIA), Transient Globale Amnesie (TGA), Retianvenenthrombosen, sog. symptomatische Hirntumoren. Eine orientierende Unterscheidung beruht vor allem auf den Kriterien Anamnese, Progredienz des Krankheitsverlaufes und neurologische Symptomatik.

HÖHENLUNGENÖDEM (HAPE)

- Plötzlicher Leistungsabfall (Leitsymptom)
- Anfangs Atemnot bei Anstrengungen mit verzögerter Erholungszeit
- Später Atemnot in Ruhe
- Pulsanstieg
- Blauverfärbung der Haut
- Trockener Husten, später

- Husten mit blutig-schaumigem Auswurf
- Feinblasige Rasselgeräusche, später
- Distanzrasseln (frei hörbares Rasseln)
- Brennender Druck hinter dem Brustbein
- Erbrechen
- Fieber
- Flachlagerung unmöglich
- 24-Stunden-Urinmenge unter 0.5 Liter

Rasselgeräusche, vornehmlich im Mittellappenbereich, sind kein obligatorisches HAPE-Kriterium, denn sie fehlen bei etwa 30 % der HAPE-Fälle. Andererseits können Rasselgeräusche auch in rund 30 % der AMS-Fälle, aber auch bei zahlreichen asymptomatischen Höhenneulingen am Beginn der Akklimatisation als Zeichen einer völlig normalen, vorübergehenden physiologischen Flüssigkeitsansammlung in den Lungen wahrgenommen werden. Man kann diese Rasselgeräusche auch ohne Stethoskop hören, wenn man ein Ohr direkt auf den Rücken des Patienten auflegt: Die Atemgeräusche hören sich dann so an, wie wenn man hinter dem eigenen Ohr ein Haarbüschel zwischen Daumen und Zeigefinger reibt.

Die in der Praxis wichtigsten HAPE-Symptome sind also nicht auskultatorische RG`s, sondern **plötzlicher Leistungsabfall, Herzrasen** sowie ein Abfall der **SaO2**. Das Fehlen verlässlicher diagnostischer Hilfsmittel am Berg soll immer dazu veranlassen, bei diesen Symptomen im Zusammenhang mit trockenem Husten und zunehmender Atemnot in Ruhe primär an ein HAPE zu denken.

Kombinierte Höhenödeme: HAPE und HACE sind sehr oft gemeinsam vorhanden. Der Verlauf ist dann besonders häufig tödlich. Wenn in einigen Statistiken für HACE eine Letalitätsrate von bis zu 40 % angegeben wird, so ist das vermutlich auf diese Koexistenz zurückzuführen.

Kohlenmonoxyd (CO) stellt eine besondere Gefahr beim Höhenbergsteigen dar, und zwar speziell beim wiederholten Kochen in engen Zelten oder Schneehöhlen, aber auch in Trekking-Lodges durch meist schadhafte Öfen oder offene Feuerstellen. Die Effekte von Kohlenmonoxyd und Hypoxie addieren sich dabei. Eine nur einmalige Exposition gegenüber erhöhtem CO führt zu einem zwar signifikanten, aber klinisch bedeutungslosem Anstieg der CO-Bindung an das Hämoglobin.

Wenn ein HAPE-Patient (ohne HACE-Beteiligung) rechtzeitig und rasch in tiefere Lagen gebracht wird, kann sehr schnell völlige Beschwerdefreiheit auftreten. Ein Wiederaufstieg ist dann nach einigen Rasttagen durchaus möglich. Man sollte nun aber entsprechende höhentaktische Konsequenzen ziehen und die HAPE-auslösenden Fehler nicht wiederholen. HAPE ist bei rascher und richtiger Therapie in kurzer Zeit und vollständig reversibel, kann aber unbehandelt in weniger als 24 Stunden zum Tod führen, wobei der Tod häufig durch eine sekundäre Lungenembolie eintritt. Für HAPE typische Röntgenveränderungen können bis zwei oder drei Tage nach Rückkehr in tiefere Lagen nachweisbar sein.

Beim Auftreten von hier genannten Symptomen gilt die Verdachtsdiagnose Höhenkrankheit solange, bis das Gegenteil bewiesen ist. Allerdings: Nicht jede unklare Gesundheitsstörung in der Höhe ist eine akute Höhenkrankheit. Ein problematischer Begleiteffekt von Informationskampagnen über die akute Höhenkrankheit besteht nämlich im zunehmenden Maße darin, jedwede Erkrankung in der Höhe als „Höhenkrankheit“ zu verdächtigen. Nicht selten werden Ereignisse wie Thrombembolien, Herzinfarkte, Asthmaanfälle, zerebrale Durchblutungsstörungen, aber auch Erschöpfungszustände, Nahrungsmittelunverträglichkeiten, Dehydrierung, Atemwegsinfekte, Sonnenstich und dergleichen fälschlich als Manifestation einer akuten Höhenkrankheit fehlinterpretiert.

Höhenbedingte Beschwerden werden sehr häufig bagatellisiert, ignoriert oder verheimlicht: Man schiebt höhenbedingte Beschwerden gerne anderen vermeintlichen Ursachen in die Schuhe. Auch glauben manche, es sei nach einer anstrengenden Tagesetappe ganz normal, appetitlos und erschöpft zu sein. Der selbstauferlegte Erfolgsdruck („Die Tour meines Lebens darf nicht scheitern") trägt viel zu derartigen Fehlinterpretationen bei. Aber auch die Angst, andere Gruppenteilnehmer zu behindern oder selbst zurückbleiben zu müssen. Daher werden AMS-Symptome in der Frühphase sehr häufig verheimlicht oder einfach ignoriert, bis sie sich schließlich zu HACE oder HAPE steigern und der dann bedrohliche Zustand nicht mehr länger verborgen bleiben kann.

Das Partner-System

Hauptsächlich wegen dieser typisch gruppendynamischen Umstände treten HACE und HAPE in organisierten Gruppen weitaus häufiger auf als bei Individualbergsteigern. Führer von Trekkinggruppen, aber auch sämtliche Gruppenteilnehmer müssen daher immer wieder mit Nachdruck daran erinnert werden, sich vom ersten Tag an am besten paarweise ständig gegenseitig zu beobachten und dabei folgendes zu beachten:

- Ändert sich die Stimmungslage meines Partners ?
- Rastet er/sie plötzlich ungewohnt häufig ?
- Fällt auf, dass er/sie beim Rasten oder im Lager auffällig still und teilnahmslos wirkt ?
- Beobachte ich an ihm/ihr einen ungewohnten Leistungsabfall oder eine plötzliche Trittunsicherheit ?

Lake Louise AMS Score

Das Lake Louise Scoring System (LLSS) ist heute international gebräuchlich und bewertet in einfacher Weise den Grad vor allem von AMS und HACE. Es dient nicht nur der Vergleichbarkeit wissenschaftlicher Ergebnisse, sondern ist auch für die höhenmedizinische Praxis von großer Bedeutung, weil individuelle Krankheitsverläufe (Verbesserung/Verschlechterung) damit gut definiert und dokumentiert werden können. Eine Verlaufsdokumentation ist übrigens nicht nur höhenmedizinisch wichtig, sondern kann später auch rechtlich bedeutsam sein.

Der AMS-Score besteht aus drei Erhebungsabschnitten: Subjektive Fragebogenerhebung, objektive klinische Beurteilung, Funktionsprüfung. Diese drei Scores werden getrennt erhoben und beurteilt. Mittlerweile wurde der AMS-Score mehrmals modifiziert und damit verbessert.

SUBJEKTIVE SELBSTBEURTEILUNG

Diese beruht auf den Angaben der betreffenden Person. Die subjektive Beurteilung sollte stets separat und unabhängig von den beiden anderen Erhebungsschritten erfolgen. Entscheidend ist hierbei immer das obligate Symptom Kopfschmerz. Kopfschmerz plus mindestens ein weiteres Symptom sind für die Diagnose AMS eine unverzichtbare Voraussetzung. Der Abschnitt „Schlafstörungen“ ist hingegen in Hinblick auf eine allfällige Kurzzeiterhebung nur fakultativ. **Ein Score 3 oder größer gilt als AMS.**

Kopfschmerz	0 Kein Kopfschmerz 1 Geringer Kopfschmerz 2 Mäßiger Kopfschmerz 3 Massiver Kopfschmerz
Gastrointestinale Symptome	0 Normaler Appetit 1 Appetitlosigkeit oder leichte Übelkeit 2 Mäßige Übelkeit oder Erbrechen 3 Schwerste Übelkeit oder Erbrechen
Müdigkeit und/ oder Schwäche	0 Keine Müdigkeit oder Schwäche 1 Geringe Müdigkeit/Schwäche 2 Mäßige Müdigkeit/Schwäche 3 Schwere Müdigkeit/Schwäche
Schwindel	0 Kein Schwindel 1 Leichter Schwindel 2 Mäßiger Schwindel 3 Schwerer Schwindel
Schlafstörungen	0 Normaler, gewohnter Schlaf 1 Ungewohnte Schlafstörungen 2 Schwere Schlafstörungen, häufiges Aufwachen 3 Völlige Schlaflosigkeit

OBJEKTIVE BEURTEILUNG

Dieser Erhebungsschritt umfasst klinische Untersuchungsergebnisse und wird stets getrennt vom Ergebnis der subjektiven Beurteilung bewertet.

Bewusstsein	0 Ungestörtes Bewusstsein 1 Lethargie, Apathie 2 Verwirrtheit, Desorientierung 3 Somnolenz, Bewusstlosigkeit 4 Koma
Ataxie (Ferse-Zehen-Gehen)	0 Keine Gleichgewichtsstörung 1 Leichte Gleichgewichtsstörungen 2 Aus der Linie treten 3 Niederfallen 4 Stehunfähigkeit
Periphere Ödeme	0 Keine peripheren Ödeme 1 Periphere Ödeme an einer Stelle 2 Periphere Ödeme an mehreren Stellen

FUNKTIONSPRÜFUNG

Die funktionellen Auswirkungen der subjektiven Selbstbeurteilung bzw. alternativ der klinischen Beurteilung sollten durch eine fakultative Zusatzfrage ergänzt werden: *Inwieweit beeinflussen allfällige Symptome Ihre Leistungsfähigkeit?*

0 Keine Leistungseinschränkung
1 Geringe Leistungseinschränkung
2 Mäßiger plötzlicher Leistungsabfall
3 Schwerer plötzlicher Leistungsabfall

Es herrscht weitgehend Übereinstimmung darüber, dass als maßgeblich für den Score derzeit nur der Erhebungsabschnitt „subjektive Selbstbeurteilung" gelten kann, da dessen Zuverlässigkeit im Gegensatz zu den beiden anderen mittlerweile ausreichend dokumentiert und valorisiert ist. Der klinische sowie der funktionelle Score haben daher vorwiegende deskriptive Bedeutung, und zwar für die Dokumentation von individuellen Krankheitsverläufen.

Neuropsychische Veränderungen in der Höhe

Hypoxie vermindert die intellektuelle Leistungsfähigkeit. Hyperventilation bewirkt eine Errregungssteigerung sowie Halluzinationen, Trance und Bewusstseinseintrübung. Abgesehen von den bei HACE aufgelisteten neurologischen Auffälligkeiten beobachtet man in extremen Höhen daher häufig folgende neuropsychische Phänomene:

- Stimmungsschwankungen (Euphorie – Depressionen)
- Lebhafte Träume, Albträume
- Konzentrations- und Erinnerungsstörungen (Kurzzeitgedächtnis)
- Seh- und Sprachstörungen
- Erregungssteigerung, Trance, Halluzinationen („Der dritte Mann“)

Führt wiederholter Höhenaufenthalt zu Gehirnschäden?

Nach Aufenthalt in extremen Höhen ohne Sauerstoffatmung als Steighilfe, besonders nach Gipfelgängen über 8500 m, wurden permanente kognitive Beeinträchtigungen festgestellt. Bemerkenswerterweise scheinen Personen mit besonders guter HVR anfälliger auf neurologische Spätschäden zu sein.

Diese zerebralen Läsionen geschehen auch ohne neurologische Auffälligkeiten während der Höhenexposition selbst, sind Monate bis Jahre nach dem letzten Höhenaufenthalt nachweisbar und scheinen demnach auf eine permanente Beeinträchtigung des zentralen Nervensystems durch Höhenhypoxie hinzuweisen. Im Alltag beeinflussen diese Schädigungen offenbar aber nicht.

Was ist der „Höhenrausch“?

Die Vorstellung ist weitverbreitet, dass Hypoxie zu rauschähnlichen Euphorie-Anfällen mit irrationalen und damit gefährlichen Handlungen führen könne. Tatsächlich gibt es Berichte über überschießende „Glücksgefühle“, verbunden mit akustischen und visuellen Halluzinationen bzw. mit einem „Out-of-body“-Empfinden ähnlich wie unter bestimmten Drogen. Ob hier ein erhöhter Endorphinspiegel (wie bei etlichen anderen anstrengenden Sportarten nachgewiesen wurde) oder eher Hypoxie bzw. Hyperventilation dafür verantwortlich sind, bleibt dahingestellt. Ebenso spekulativ ist die faszinierende Theorie, dass Höhenbergsteiger häufig doch sehr deutliche Hinweise auf ein massives Suchtverhalten („Endomorphinisten“) aufweisen würden. Mit dem pathophysiologisch völlig anders gelagerten „Tiefenrausch“ beim Flaschentauchen ist der „Höhenrausch“, was immer das nun tatsächlich sein mag, jedenfalls nicht vergleichbar.

Die fünf „goldenen Regeln“ der HRA :

Jeder kann höhenkrank werden,
aber niemand muss daran sterben

*

Jede Gesundheitsstörung in der Höhe
muss so lange als Höhenkrankheit gelten,
solange nicht das Gegenteil bewiesen ist

*

Bei AMS-Symptomen kein weiterer Aufstieg

*

Wenn’s Dir schlechter geht, steige sofort ab

*

Personen mit AMS dürfen nie allein gelassen werden

Die Himalayan Rescue Association (HRA) ist keine Rettungsorganisation, wie der Name auf den ersten Blick vermuten ließe, sondern eine uneigennützige Vereinigung mit dem Ziel, gesundheitliche Probleme beim Trekking und Bergsteigen in Nepal nach besten Kräften zu reduzieren. Diese 1973 gegründete Institution betreibt zwei medizinischen Stationen an den beiden weltweit am häufigsten frequentierten Trekkingrouten (Pheriche 4.300 m am Weg zum Everest und Manang 3.500 m unterhalb des Thorong La / Annapurna).

Diese Stationen werden von freiwilligen Ärzten aus der ganzen Welt betreut. Unter den im Internet verfügbaren einschlägigen Websites bietet daher die der HRA interessante höhenmedizinische Informationen: http://www.himalayanrescue.org/hra/index.php

7. Therapie der akuten Höhenkrankheit

Die beste und effektivste Behandlung aller Formen der Akuten Höhenkrankheit heißt immer Sauerstoff - entweder durch Abstieg/Abtransport in tiefere Höhenlagen, mittels Flaschensauerstoff oder mittels Überdrucksack.

Die Sofortmassnahmen bei AMS, HACE und HAPE bestehen daher einerseits aus körperlicher Ruhe, Abstieg/Abtransport sowie Wärme und andererseits aus den Notfalltherapien Sauerstoff, Überdrucksack, und einigen höhenspezifischen Medikamenten. Die richtige Anwendung sowie die allfällige Kombination dieser Maßnahmen kann für das Überleben entscheidend sein.

Ruhe - Abstieg - Abtransport - Wärme

- Bereits bei **milder AMS kein weiterer Aufstieg**, sondern einen **Ruhetag** einlegen: Völlige körperliche Inaktivität und bewusste Hyperventilation. In der Regel verschwinden die Symptome von AMS innerhalb von 1 bis 2 Tagen. Verschlimmern sich die Symptome bis zum nächsten Morgen, muss sofort unter Begleitung abgestiegen werden. Kein Alkohol, kein Beruhigungsmittel, kein Schlafmittel, kein Codein. Kinder müssen bereits beim ersten Verdacht auf AMS hinunter getragen werden.
  Bewusste Hyperventilation (heftiges Atmen) ist bei milder AMS erfahrungsgemäß eine zusätzliche Hilfe, da es zumindest vorübergehend die Sauerstoffversorgung verbessert und die gesteigerte Gehirndurchblutung sowie den Hirndruck senkt.

- Bei **schwerer AMS ohne Ataxie** sofortiger **Abstieg**. Ist ein Abstieg mit Anstrengungen für den Betroffenen verbunden, muss der Patient wenn irgendwie möglich **abtransportiert (getragen)** werden, denn körperliche Aktivität kann das Krankheitsbild bedrohlich verstärken. Kälteschutz!

- Bei **HACE und HAPE** sofortiger **Abtransport in sitzender Position** und **Kälteschutz**. Selbst geringe körperliche Anstrengungen erhöhen das Herz minutenvolumen und den pulmonalarteriellen Druck, wodurch das HAPE-Risiko beträchtlich zunimmt. Ähnliches gilt für Kältestress.

Bei rechtzeitig erkanntem HAPE führt ein sofortiger Abtransport, wenn noch keine Komplikationen aufgetreten sind, oft innerhalb weniger Stunden zur Besserung der Symptome, zur Rückbildung der Gasaustauschstörungen und innerhalb von wenigen Tagen auch zum Verschwinden der radiologischen Veränderungen.

- **Immer aufrechter Oberkörper:** Bei allen Formen der akuten Höhenkrankheit, besonders aber beim HAPE, muss der Oberkörper möglichst aufrecht gelagert werden (mindestens 30° Neigung), da dies den Druck in der Lunge senkt. Auch ein Abtransport darf daher nie flachliegend, sondern muss in sitzender Position erfolgen (Tragen des Patienten auf dem Rücken eines Trägers).

- **Ein Höhenkranker muss bei Abstieg bzw. Ruhetag immer von einem höhenerfahrenen Gruppenmitglied begleitet bzw. betreut werden.** Niemals nur mit einem Träger / Einheimischen absteigen lassen bzw. zurücklassen. Das kann bei einer Zustandsverschlechterung des Patienten zu lebensbedrohlichen Situationen führen (Gründe: sprachliche Verständigungsschwierigkeiten, Unkenntnis der Einheimischen über Höhenkrankheit und höhenspezifische Maßnahmen).

- **Wie weit muss abgestiegen bzw. abtransportiert werden?** Möglichst bis zu jener Höhe, auf welcher der Patient zuvor eine Nacht beschwerdefrei verbracht hat. Ist das unklar, zumindest bis zu jener Höhe hinab, auf der zwei Nächte davor geschlafen wurde. Dabei wird deutlich, wie bedeutsam die Taktik des symptomfreien Höhersteigens ist. Wer nämlich schon tagelang an höhenbedingten Beschwerden gelitten hat und trotzdem weiter hochgestiegen ist, muss jetzt über oft beträchtliche Höhenunterschiede evakuiert werden.

- **Wann darf wieder aufgestiegen werden?** Wenn die Symptome einer Höhenkrankheit nach Abstieg bzw. Abtransport völlig verschwinden, ist ein langsamer Wiederaufstieg meist schon nach kurzer Erholung möglich. Symptomfreiheit bedeutet ja, dass man jetzt auf dieser Höhe akklimatisiert ist. Ataxie (HACE) kann allerdings Tage, ja sogar Wochen andauern.

Folgendes Prinzip ist der Leitsatz jeder Therapie der Höhenkrankheit:

- **Der rasche Wechsel in tiefere Höhenlagen ist stets die entscheidende Therapiemaßnahme und kann durch keine andere Therapie ersetzt werden. Im Zweifel immer hinunter !**

Der sofortige und rasche Abtransport in tiefere Höhenlagen ist bei den ersten Anzeichen einer schweren Höhenkrankheit (HAPE, HACE) die kausale Therapie schlechthin und allen anderen Therapiemaßnahmen weit überlegen. Rasches Handeln und größtmögliche Geschwindigkeit beim Abtransport sind oberstes Gebot.

Daher darf ein Abtransport nur bei extremer Gefährdung aufgeschoben werden: Ein abends ataktischer Patient kann am nächsten Morgen bereits komatös und rettungslos verloren sein.
Nicht auf Rettung von außen warten: Bereits etliche an HACE oder HAPE erkrankte Personen sind beim tagelangen Warten auf den angeforderten Helikopter verstorben und hätten durch raschen terrestrischen Abtransport in tiefere Lagen gerettet werden können. Durch das Warten auf Besserung oder auf Rettung von außen wird meist wertvolle Zeit verschenkt, die über Leben und Tod entscheiden kann.

Zusätzliche Notfalltherapien

Die folgenden therapeutischen Möglichkeiten stellen keine Alternativen zu den Sofortmassnahmen Ruhe/Abstieg/Abtransport dar, sondern dienen zur lebensrettenden Überbrückung in einer Situation, in der ein Wechsel in tiefere Lagen wegen gelände- oder witterungsbedingter Widrigkeiten vorerst nicht rasch genug erfolgen kann.

Die oft dramatische Besserung des Zustandes nach Anwendung der Notfalltherapie (z.B. Überdrucksack, Nifedipin bei HAPE oder Dexamethason bei HACE und HAPE) bedeutet aber nicht, dass damit ein ausreichender Heilungsprozess beginnt, sondern muss vielmehr raschestmöglich zum Abstieg bzw. Abtransport genutzt werden.

Selbstmedikation durch Nicht-Ärzte: Eine höhenmedizinische Notfalltherapie erfolgt gelegentlich auch ohne anwesenden Arzt, also durch einen höhenerfahrenen Laien. Dieser sollte aber zumindest in der Erkennung vor allem der Frühzeichen der verschiedenen Formen der akuten Höhenkrankheit und in der Anwendung der Maßnahmen und Medikamente ausreichend geschult sein.
Im Folgenden nun die derzeit gängigen notfalltherapeutischen Möglichkeiten zur Therapie der verschiedenen Formen der akuten Höhenkrankeit:

Flaschensauerstoff (schwere AMS, HAPE, HACE)

Flaschensauerstoff gilt nach wie vor als das wichtigste Medikament zur

Verbesserung der Sauerstoffversorgung der Gewebe und zur Drucksenkung bei allen Formen der schweren Höhenkrankheit. Ein Abstieg bzw. Abtransport unter Sauerstoffbeatmung gilt als die optimale Therapie schwerer Formen der akuten Höhenkrankheit. Es wurde festgestellt, dass HAPE-Patienten, die ohne Sauerstofftherapie der Höhe ausgesetzt blieben, 15 mal häufiger verstarben als diejenigen, die sofort unter Sauerstoffatmung abtransportiert wurden.

Dosierung des Sauerstoffatmung mit Maske:

- Anfangs höchstmögliche Flussrate (6 bis 10 Liter pro Minute), bis sich die Hautfarbe (Zyanose) bessert bzw. eine SaO_2 von mehr als 90 % messbar ist.
- Dann mit einer Flussrate von etwa 2 bis 4 Litern pro Minute konstant oder intervallartig weiteratmen.

Vor allem bei Gruppentouren (Höhentrekking) sollte ausreichend Flaschensauerstoff für mindestens 12 Stunden Sauerstoffbeatmung mitgeführt werden. Jede Flasche soll mit 1.000 Liter gefüllt sein und muss neben einem Manometer auch ein Flussraten-Messgerät aufweisen (Gewicht pro Flasche: ca. 5 - 7 kg). Man sollte vor Aufbruch unbedingt den Füllungszustand aller Flaschen überprüfen.

Sauerstoffdepots für den Notfall sollten auf Expeditionen eigentlich in jedem Hochlager bereit liegen. Ohne diese Vorsorge, so zeigt die Erfahrung, befindet sich der lebensrettende Sauerstoff oft nicht dort, wo man ihn gerade benötig. Man kann (gefüllte) Sauerstoffflaschen von zu Hause mitnehmen oder im Zielland ausleihen. Im ersteren Fall kann man wohl mit der technisch einwandfreien, also verlässlichen Funktionstüchtigkeit rechnen. Aber ein Flugtransport ist teuer und problematisch, da der Transport von Flaschensauerstoff auf vielen (nicht allen) Linienflugzeugen, von einem speziellen Sauerstoffset für Tauchunfälle (Wenoll-System) abgesehen, verboten ist. Das Wenoll-System ist aber nicht ausreichend hohentauglich und daher für unsere Zwecke nur bedingt geeignet.

Andererseits weisen vor Ort *geliehene Sauerstoffflaschen* häufig Mängel auf, weshalb es bei der Übernahme nötig ist, nicht nur deren Füllungszustand, sondern auch den einwandfreien Zustand der Ventile, der Maske und vor allem der beiden Messinstrumente sicherzustellen.

Wegen der Beeinträchtigung der natürlichen Akklimatisation sollte Flaschensauerstoff ausschließlich für den Notfall und nie als Prävention, Steig- oder Schlafhilfe verwendet werden.

Überdrucksack (mobile hyperbare Kammer)

Feste Überdruckkammern werden seit längerem von Militärs in den Hochgebirgen Indiens, Nepals, Tibets und Chinas zur Therapie der akuten Höhenkrankheit eingesetzt. Ein erstes Modell einer tragbaren Überdruckkammer wurde bereits 1919 in Deutschland vorgestellt. Aber erst seit 1988 gibt es transportable Überdrucksäcke, die strapazfähig und handlich genug sind. Dieser erste „Gamowbag“ bestand aus einem zylinderförmigen Polyamid-Tragsack mit etwas über 2 Meter Länge und etwa 65 cm Durchmesser und existiert mittlerweile bereits in einer wesentlich leichteren und widerstandsfähigeren Version. Ähnliche Geräte wurden mittlerweile auch in Frankreich (Certec), Australien, Kanada und Norwegen entwickelt.

Der Überdrucksack gilt als Alternative zur therapeutischen Sauerstoffatmung. Das **Funktionsprinzip** ist einfach: Der Erkrankte wird in den Überdrucksack gelegt, dieser wird luftdicht verschlossen, und daraufhin wird der Kammerinnendruck mittels Pumpe bis auf eine simulierte Höhe von - je nach Ausgangshöhe - 1650 bis 4500 m (Maximaldruck 220 mb) gesteigert. Der Patient verbleibt nun meist ein bis zwei Stunden im Sack. Eine längere Verweildauer zeigt keine Wirkungssteigerung.

Wegen der mit zunehmender Höhe exponentiellen Druckabnahme ist der durch den Überdruck simulierte „Abstieg" umso größer, je höher man sich mit dem Überdrucksack befindet:

Tatsächliche Höhe in m	Simulierte Höhe in m
4000	1650
5000	2450
6000	3100
7000	3850
8000	4500

In einigen Studien und in zahlreichen Fallberichten wurde festgestellt, dass eine kurzfristige Überdruckbehandlung einen raschen Rückgang der Symptome vor allem von HAPE, aber auch von HACE bewirkt. Der positive Effekt ist allerdings zeitlich begrenzt und ersetzt keineswegs einen raschen Abtransport in tiefere Höhenlagen.

Ein Problem der Überdruckbehandlung besteht im so genannten **Rebound-Effekt:** Bei HAPE verschwindet der Therapieerfolg nach Verlassen des Überdrucksackes sofort, wenn der Patient sich auch nur minimal anstrengt (etwa durch die paar Schritte hinters Zelt, um zu urinieren).

Das Hauptproblem liegt aber in der **richtigen Handhabung**, die Einschulung, regelmäßige Übung und Erfahrung erfordert. Gefährlich wäre es, den Überdrucksack als vermeintliche Akklimatisationshilfe zu missbrauchen.

Einschulung und Training: Die Behandlung im Überdrucksack muss ausschließlich geübten Helfern vorbehalten bleiben. Nur nach fachgerechter Schulung und bei richtiger Handhabung ist ein Überdrucksack auch durch Laien anwendbar. Vor Beginn einer Trekkingtour bzw. einer Expedition ist daher eine praktische Übung aller Teilnehmer erforderlich: Jeder Teilnehmer muss jede der drei Funktionen (Patient, Betätigung der Pumpe, Betreuer - s.u.) durchüben. Auch die Rolle des Patienten muss geübt werden, denn wer schon einmal übungshalber im aufgepumpten Sack gelegen ist, dem wird es später als Höhenkranker trotz Atemnot leichter fallen, sich in den engen Sack zu legen.

Als **überbrückendes Notfallgerät bei HAPE und HACE** dürfte sein stationärer Einsatz auf besonders neuralgischen Punkten, etwa auf extrem hochgelegenen Berghütten, in höhenmedizinischen Ambulatorien oder vielleicht auch im Hochlager einer Großexpedition vorteilhaft sein. Ob es dagegen wirklich sinnvoll ist, einen Überdrucksack routinemäßig auch auf Trekkingtouren oder auf Kleinexpeditionen mitzuführen, ist umstritten. Im Zweifelsfall entscheide man sich jedenfalls eher für die Mitnahme von Flaschensauerstoff. Dieser ist immer einfach und auch von Laien risikolos anwendbar, aber nur begrenzt verfügbar, während der Überdrucksack im Prinzip beliebig oft anwendbar ist. Eine Therapie mit Flaschensauerstoff plus Medikamenten ist vor allem bei schwersten Formen der Höhenkrankheit (Bewusstlosigkeit) vorteilhafter.

Ein taktisch sinnvolles Vorgehen besteht darin, einen an HAPE oder HACE Erkrankten zusätzlich zu Nifedipin bzw. Dexamethason (s.u.) **intermittierend hyperbar zu behandeln:** Eine ein- bis zweistündige Überdruckbehandlung kann den Zustand des Patienten soweit bessern, dass er unmittelbar darauf unter Sauerstoffatmung von 1 bis 2 Liter/Minute abtransportiert werden kann. Nach ein bis zwei Stunden oder wenn sich der Zustand des Patienten neuerlich verschlechtert, was anfangs zu erwarten ist, wird neuerlich die Überdruck-Therapie angewendet. In schweren Fällen (HAPE, HACE) kann eine Zusatzatmung mit Sauerstoffmaske im Überdrucksack sinnvoll sein.

Da eine Überdruckbehandlung **nur eine kurzfristige Besserung des Beschwerdebildes** bewirkt, muss die Zeit unmittelbar danach zum sofortigen Abtransport in tiefere Regionen genützt werden. Eigenes Gehen des Patienten, besonders aber weitere Aufstiege (z.B. Gegenanstiege) müssen unterbleiben.

Wichtige Kriterien der Überdrucksack-Behandlung:

- Die Reihenfolge der Dringlichkeit von Notfallsmaßnahmen bei schwerer Höhenkrankheit lautet derzeit: 1. Abstieg / Abtransport - 2. Sauerstoff / Medikamentöse Notfalltherapie - 3. Überdrucksack.
- Eine Überdrucksack-Behandlung ersetzt vor allem nicht den Abstieg bzw. Abtransport, verbessert aber den Zustand des Patienten für den im Anschluss an die Überdrucksack-Behandlung immer obligaten Abtransport in tiefere Höhenlagen.
- Ein akklimatisationsgerechtes Aufstiegskonzept beim Höhenbergsteigen (langsames Höhersteigen, moderate Schlafhöhendistanzen) bedeutet stets eine wesentlich bessere Sicherheit als die Mitnahme eines Überdrucksackes.
- Der Überdrucksack ist weder zur Vorbeugung noch zur Behandlung der milden AMS geeignet, weil die mangelhafte Akklimatisation (sonst hätte man ja keine AMS) dadurch verzögert würde.
- Im Zweifelsfall gibt es außer Atem-Herzkreislauf-Stillstand keine Kontraindikation zur Überdruckbehandlung. Auch der bewusstlose Patient kann in stabiler Seitenlage grundsätzlich im Überdrucksack behandelt werden.
- Eine Überdruckbehandlung soll stets in Kombination mit höhenspezifischen Notfallmedikamenten sowie mit erhöhtem Oberkörper erfolgen und muss nach spätestens 90 Minuten zu einer deutlichen Besserung führen.
- Die logistischen Probleme des Flaschensauerstoffs ebenso wie des Überdrucksackes bestehen darin, dass beides meist nicht dort gelagert ist, wo es im Notfall benötig wird. Beides soll daher möglichst im höchsten Lager deponiert werden.
- Besonders sinnvoll ist ein Überdrucksack in Gebieten, die einen raschen Abstieg geländebedingt weitgehend ausschließen.
- Die zumutbare Obergrenze der Einsatzfähigkeit eines Überdrucksackes liegt wegen seiner anstrengenden Bedienung bei etwa 7.000 Meter. Oberhalb dieser Höhe sind im Notfall nur Flaschensauerstoff und Notfallmedikamente praktikabel.

Aus höhenmedizinischer Sicht resultiert daher grundsätzlich folgende Feststellung: *Der Überdrucksack kann im Einzelfall Leben retten. Die Vorstellung aber, dass das Bergsteigen in extremen Höhen dadurch sicherer geworden sei, bleibt Illusion.*

Gebrauchsrichtlinien:

- *Jede Überdruckbehandlung erfordert zumindest zwei geschulte und trainierte Helfer: Eine Person beobachtet und betreut ständig den Patienten und dirigiert die Pumpfrequenz, und eine Person bedient nach Anleitung die Pumpe. Beides kann nur funktionieren, wenn die folgende Prozedur vorher ausreichend geübt wurde.*
- *Vor der Behandlung muss geprüft werden, ob die Verbindung zwischen Mittelohr und Rachenraum nicht durch Verschleimung, etwa bei Erkältungen im Nasen-Rachenraum, verlegt ist: Man fordert den Patienten auf, Mund und Nase zu schließen und die eingeatmete Luft zu pressen (Druckausgleich). Wird dabei ein Druck auf das Trommelfell spürbar, ist die Verbindung zum Mittelohr durchgängig, und der Patient kann einer Überdruckbehandlung ausgesetzt werden.*
- *Sind die Schleimhäute jedoch geschwollen, fühlt der Patient keinen Druck auf das Trommelfell. Ein aktiver Druckausgleich ist also nicht möglich. Solche Patienten erhalten vor der Überdruckbehandlung abschwellende Nasentropfen. Die Behandlung darf anschließend erst begonnen werden, wenn die beschriebene Durchgängigkeitsprüfung erfolgreich ist. Die Nasentropfen verbleiben während der folgenden Behandlung im Überdrucksack, damit sie bei Bedarf neuerlich verwendet werden können.*
- *Vor dem Einstieg in den Überdrucksack sollte der Patient wenn irgendwie möglich urinieren bzw. seine Notdurft verrichten.*
- *Den Überdrucksack auf einem möglichst flachen Boden - aber nicht horizontal, sondern schräg geneigt (ca. 30 Grad) - auf einer Isomatte oder auf einer anderen verlässlich isolierenden Schutzunterlage ausbreiten. Wegen Beschädgungsgefahr scharfkantigen Untergrund meiden. Zweite Isomatte und Schlafsack in den Überdrucksack legen. Sack gegen ein Abrutschen sichern.*
- *Bei direkter Sonnenbestrahlung kann die Innentemperatur im Überdrucksack schnell bis zur Unerträglichkeit steigen. Daher muss der Überdrucksack unbedingt im Schatten plaziert werden.*
- *Sollte es unvermeidlich sein, dass die Überdruckbehandlung in einem Zelt (z.B. im Küchenzelt) erfolgen muss, muss auf eine ausreichende Belüftung geachtet werden, da sich verbrauchte Luft (Kocher, Gaslampen, Personen) im Sack allmählich gefährlich anreichern würde.*
- *Mit zunehmender Verweildauer im Sack steigt die Luftfeuchtigkeit enorm an. Daunenbekleidung oder Schlafsack feuchten sich dabei stark an und können meist tagelang nicht mehr getrocknet werden. Deshalb sind Gore-tex- oder Fleecebekleidung vorteilhafter.*

- *Reißverschluss bis zum Anschlag schließen, Pumpe anschließen, Anschlusshahn öffnen und Druckablasshähne schließen. Unverdrehte Gurte schließen.*
- *Pumpe betätigen, und zwar anfangs etwas schneller, aber bei Beginn des Druckanstieges betont langsam (maximal zehnmal pro Minute). Verspürt der Patient dabei Ohrenschmerzen, muss noch langsamer gepumpt werden, und der Patient muss zusätzlich einen aktiven Druckausgleich (siehe oben) durchführen.*
- *Bis zum Maximaldruck aufpumpen, was sich auch durch deutliches Zischen an den Überdruckventilen äußert. Der Druckanstieg kann sowohl am Manometer als auch an einem im Sack plazierten Höhenmesser beobachtet werden.*
- *Luftumwälzung: Damit der Patient in der Folge ausreichend mit Sauerstoff ver-sorgt wird und auch die abgeatmete Kohlendioxydkonzentration unter 1 Prozent bleibt, muss der Sack, nachdem der Maximaldruck erreicht wird, ständig mit 10 bis 15 Pumpvorgängen pro Minute (etwa ein Pumpstoß alle 5 Sekunden) belüftet werden. Das Zischgeräusch des Ventils muss dabei ununterbrochen hörbar sein.*
- *Durch das Sichtfenster hält ein erfahrener Helfer, ständig optischen bzw. akustischen Kontakt mit dem Patienten. Dieser permanente Kontakt ist enorm wichtig. Man soll nämlich den Patienten während der gesamten Behandlung immer wieder ansprechen, um ihn zu beruhigen und um festzustellen, ob er Druckausgleichprobleme hat bzw. ob er bei Bewusstsein ist. Dieser Helfer dirigiert auch den Pumpvorgang. Darüber hinaus sollten sich die Umstehenden leise verhalten und nicht herumlaufen, da im Inneren des Sackes ein hoher Schallpegel herrscht und der Patient dadurch zusätzlich gestresst wird.*
- *Nach 60- bis 90-minütiger Überdruckbehandlung wird der Druck sehr langsam, das heißt innerhalb von 5 bis 10 Minuten, abgelassen. Nach dem Ausstieg des Patienten die nasse Innenseite des Sackes trocknen.*
- *Sollte notfallmäßig ein rascher Druckablass erforderlich sein, muss der Behandelte dabei langsam, aber ohne Unterbrechung ausatmen.*

Häufige Probleme:

- Angstzustände und Klaustrophobie
- Erbrechen während der Überdruckbehandlung
- Eine zu geringe Frischluftzufuhr (< 40 l/min) kann zu einem toxischen CO_2-Anstieg führen
- HAPE-Patienten tolerieren keine horizontale Flachlagerung

- Die anstrengende Pumptätigkeit kann vor allem in extremer Höhe die Kräfte der Helfer überfordern
- Reißverschluss und Ventile können undicht werden, wenn der Überdrucksack nicht behutsam transportiert und benützt wird (Vorsicht bei Leihgeräten!).

Medikamente

Ibuprofen, Naproxen (Höhenkopfschmerz)

Beide Medikamente sind in einer Einmaldosierung von 400 bis 600 mg hervorragend zur Behandlung des sehr häufigen Höhenkopfschmerzes geeignet. Sie dürfen aber **nicht zur Vorbeugung** verwendet werden: Schließlich hat gerade der Höhenkopfschmerz als meist initiales Leitsymptom der Höhenkrankheit eine wichtige Warn- bzw. „Brems"-funktion inne. Wer an einem Magenleiden laboriert, sollte bezüglich dieser Medikamente vorher seinen Arzt fragen. Wegen einer mit dem Höhenkopfschmerz häufig verbundenen Neigung zum medikamentenbedingten Erbrechen empfiehlt sich eine vorherige Gabe von Domperidon (Motilium®) oder Metoclopramid (Paspertin®).

Nifedipin (HAPE)

Nifedipin gilt heute beim akuten HAPE als Notfalltherapeutikum der Wahl, auch wenn diese pharmakologische Substanz für diesen Zweck offiziell nicht zugelassen ist. Nifedipin führt zu einer raschen Senkung des Lungengefäßdrucks und ermöglicht eine Stabilisierung der Sauerstoffsättigung (Anstieg der pulsoxymetrisch bestimmbaren SaO2). Das Lungenödem bildet sich rasch zurück. Dass diese Substanz schon häufig mit beeindruckendem Erfolg bei HAPE eingesetzt werden konnte, wurde vielfach dokumentiert. Erfahrungsgemäß kann mit Nifedipin zumindest eine Verschlechterung des HAPE verhindert werden. Bei AMS und HACE ist Nifedipin unwirksam.

Wegen des nicht auszuschließenden Risikos schwerer Kreislaufzwischenfälle sollte ausschließlich die **Retardform** Verwendung finden: **Sofort und dann bei Bedarf alle 6 Stunden 1 Nifedipin retard 20mg Filmtablette.**

Dabei ist das Nebenwirkungsrisiko geringer, und außerdem ist ja eine sehr rasche Wirkung gar nicht unbedingt erforderlich. Nifedipin 10 mg in der rasch resorbierbaren Kapselform soll auch nicht bei bewusstlosen Patienten verabreicht werden, da bei Applikation des Kapselinhaltes in den Mund keine ausreichende Resorption gewährleistet ist.

Dexamethason (schwere AMS, HACE, HAPE)

Bei schwerer AMS und HACE ist Dexamethason seit Jahren ein vielfach bewährtes Mittel. Es stabilisiert vermutlich die Blut-Hirn-Schranke und verbessert damit die einschlägigen Symptome eindrucksvoll. Dexamethason dürfte aber auch bei HAPE wirksam sein. Es gilt als das derzeit wichtigste Medikament zur Behandlung schwerer Formen der akuten Höhenkrankheit

Dosierung: Initial 8 mg oder mehr („loading dose"), dann alle 6 Stunden 4 mg in Tablettenform, bei bewusstlosen Patienten intramuskulär oder intravenös.

Applikationsform: Der Wirkeintritt von Dexamethason wird mit etwa 20 Minuten angegeben. Gelegentlich wird daher damit argumentiert, dass es unerheblich sei, ob die Initialdosis oral oder durch Injektion verabreicht wird. Allerdings kann wohl davon ausgegangen werden, dass der intravenöse Weg schneller zum Ort des Geschehens führt. Ist der Helfer also befugt, intravenöse Injektionen zu verabreichen, wird das der sinnvollere Zugang sein.
Als sinnvolle Notfalltherapie bei schwerer Höhenkrankheit, wenn ein sofortiger Abtransport vorerst unmöglich ist, hat sich die Kombination von Dexamethason mit einer Überdruckbehandlung erwiesen: Die Überdrucktherapie bringt anfangs zwar bessere Resultate als die alleinige Dexamethasontherapie, aber keinen Langzeiteffekt, während Dexamethason anfangs zwar weniger wirksam ist als der Überdrucksack, nach einigen Stunden jedoch deutlich bessere Ergebnisse zu sehen sind.
Dexamthason gilt bei allen schweren Formen der akuten Höhenkrankheit (auch bei HAPE) als das mit Abstand beste und oft lebensrettende Medikament und muss daher ab der Schwellenhöhe immer mitgeführt werden.

Kombinationstherapien

Bei nicht selten unklaren schweren Formen der Höhenkrankheit wird zur Vorbereitung des Abtransportes oft folgende Kombination *(„Tripeltherapie")* angewendet:

DEXAMETHASON + NIFEDIPIN + SAUERSTOFF / ÜBERDRUCKSACK

Andere Medikamente

DIAMOX® wurde früher als Notfallmedikament bei allen Formen der akuten Höhenkrankheit verwendet. Als Notfallmedikament hat es sich aber mittlerweile als problematisch und riskant erwiesen. Es soll daher heute **nicht mehr** als Medikament bei akuter Höhenkrankheit Verwendung finden, und zwar aus folgenden Gründen:

Bei milder AMS ist DIAMOX® nicht wirklich notwendig (besser: Rast bzw. Abstieg, s.o.). Bei mittelschwerer bis schwerer AMS ist DIAMOX® nicht so wirksam wie Dexamethason. Bei HAPE ist DIAMOX® nicht nur weitgehend wirkungslos, sondern sogar gefährlich: Wegen der bei HAPE ausgeprägten Gasaustauschstörung kann dieses Medikament wegen der damit bewirkten Veränderung der Blutgase tödlich sein.

ASPIRIN® ist umstritten, auch wenn manche Höhenbergsteiger mit dem bekannten „Hausmittel“ ASPIRIN®, einem billigen und nahezu überall erhältlichen Schmerzmittel, bei milder AMS gute Erfahrungen gemacht haben wollen. Allerdings wird die mit häufiger und unkontrollierter Einnahme von ASPIRIN® verbundene erhöhte Blutungsneigung (Magen-Darm, Schleimhäute des Atmungstraktes, Augen, Gehirn) unterschätzt. Auch hatten viele HACE-Patienten vorher über etliche Tage ASPIRIN® in hohen Dosen eingenommen und sind trotzdem schwer erkrankt oder sogar gestorben. Von ASPIRIN® sollte man daher in der Höhe lieber die Finger lassen.

Niedermolekulare Heparine (NMH): Ob der Einsatz von NMH beim fortgeschrittenem HAPE einen Effekt auf den weiteren klinischen Verlauf hat, ist nicht geklärt. Überlegenswert erscheint die Gabe von NMH zumindest bei immobilen HAPE-Patienten während des Abtransportes. Dafür spricht, dass die im Gefolge eines HAPE möglicherweise auftretenden Gerinnungsstörungen das Risiko einer Thrombembolie erhöhen dürften. Das oft plötzliche Sterben bei HAPE weist zumindest in diese Richtung. Dagegen spricht, dass die nach therapeutischen Dosen von NMH erhöhte Blutungsneigung problematisch werden kann. Es muss nämlich beachtet werden, dass oft gleichzeitig ein HACE besteht und Autopsien von HACE-Patienten Hirnblutungen zeigen. NMH sollten daher nur nach einer strengen Nutzen-Risiko-Abwägung verabreicht werden.

Antibiotika haben keinen Einfluss auf AMS, HAPE oder HACE. Da aber HAPE nicht selten mit Fieber einhergeht, ist eine zusätzliche Therapie mit einem Breitspektrumantibiotikum überlegenswert.

Übersicht: Maßnahmen bei AMS / HACE / HAPE

MILDE AMS

1. Rasttag, eventuell vorübergehender Abstieg
2. Ibuprofen, Naproxen

SCHWERE AMS / HACE

1. Abtransport
2. Sauerstoff (anfangs hohe Flussrate, später 2 bis 4 Liter / Minute)
3. Dexamethason initial mindestens 8 mg, dann alle 6 Stunden 4 mg
4. Überdrucksack

HAPE

1. Abtransport
2. Sauerstoff (anfangs hohe Flussrate, später 2 bis 4 Liter / Minute)
3. Dexamethason initial mindestens 8 mg, dann alle 6 Stunden 4 mg
4. Nifedipin retard 20 mg alle 6 Stunden
5. Überdrucksack
6. Kälteschutz

Praktische Optionen

Die folgenden Hinweise sind ein in der höhenmedizinischen Praxis bewährter Leitfaden für das Abwägen der Für und Wider einzelner Standardmaßnahmen:

- RAST AUF GLEICHER HÖHE

PRO:
Akklimatisation auf dieser Höhe. Der Anschluss an die Gruppe und damit das ursprüngliche Tourenziel sind kaum gefährdet.
KONTRA:
Symptomfreiheit erst nach 24 bis 48 Stunden.

- RAST PLUS DEXAMETHASON

PRO:
Ähnlich wie eine Rast ohne Medikamente, aber der Effekt tritt bei nicht schwerer AMS ähnlich schnell ein wie bei einem Abstieg, und zwar in der Regel zwischen 2 und 6 Stunden.

KONTRA:
Möglicherweise, wenn auch selten, Auftreten von Steroid-Nebenwirkungen. Bei HACE ist, wenn nur irgendwie möglich, ein rascher Abtransport vorrangig.

NUR ABSTIEG

PRO:

Rascher Effekt. Die Symptome bessern sich oft schon während des Abstieges und verschwinden meist völlig innerhalb weniger Stunden.

KONTRA:

Der Anschluss an die Gruppe und damit die Erreichbarkeit des Tourenzieles gehen meist verloren. Begleitpersonen sind erforderlich. Ein Abstieg bei Schlechtwetter oder Nacht kann gefährlich werden. Schwere AMS, HAPE oder HACE verbieten einen Abstieg auf eigenen Beinen.

SAUERSTOFF UND/ODER ÜBERDRUCKSACK

PRO:

Wenn ein Abtransport vorübergehend unmöglich ist oder zur Vorbereitung auf einen unmittelbar bevorstehenden Abtransport.

KONTRA:

Siehe entsprechender Abschnitt.

Der Umgang mit bewusstlosen Patienten

Wenn man als Arzt einen Patienten bewusstlos auffindet, z.B. morgens im Zelt, stösst man verständlicherweise auf nicht unbeträchtliche diagnostische Schwierigkeiten, weil eine Schilderung der Entwicklung durch Dritte (Fremdanamnese), wenn überhaupt vorhanden, meist unergiebig ist. Man erinnere sich daran, dass HACE und HAPE sehr häufig gemeinsam auftreten. In einem solchen Fall geht man in folgender Reihenfolge vor:

1. Feststellung der Atmungssituation (respiratorischer Status)
2. Messung der arteriellen Sauerstoffsättigung
3. Feststellung des grob-neurologischen Status
4. Dexamethason mindestens 8 mg intramuskulär oder intravenös
5. Maskenbeatmung mit Sauerstoff (hohe Flussrate)
6. Alternativ oder eventuell zusätzlich Überdruckbehandlung

Daraufhin ist der Patient meist so weit ansprechbar, dass eine ausreichende Schilderung (Anamnese) und eine neuerliche klinische Untersuchung ein besseres Bild ermöglichen. Danach richtet sich schließlich das weitere Vorgehen.

Beispiele für Medikamente gegen AMS, HAPE und HACE (Handelsnamen)

NIFEDIPIN	Adalat® retard 20 mg, Nifebene® retard 20 mg
DEXAMETHASON	Fortecortin® 4 mg, Dexamethason® Ampullen
IBUPROFEN	Brufen® 600 mg, Dolgit® 600 mg
NAPROXEN	Proxen® 500 mg, Miranax® 550 mg

Merke:

Höhenkrankheit tritt nie schicksalshaft auf, sondern ist fast immer die Folge gravierender höhentaktischer Fehlentscheidungen. Zahlreiche Analysen schwerer und tödlicher Höhenanpassungsstörungen zeigen mit erschütternder Regelmäßigkeit, dass zuvor gegen eine, meist sogar gegen mehrere Regeln der Höhentaktik verstoßen wurde und dass außerdem die daraus resultierenden Frühzeichen bagatellisiert, verschwiegen, missachtet und ohne rechtzeitige Konsequenzen geblieben sind.

8. Weitere höhentypische Gesundheitsstörungen

Abgesehen von den Erscheinungsformen der akuten Höhenkrankheit muss man beim Höhenbergsteigen mit einigen weiteren höhentypischen Gesundheitsstörungen rechnen. Diese werden nicht nur von Unerfahrenen oft mit der akuten Höhenkrankheit verwechselt, weshalb die folgende Übersicht vor allem für Ärzte gedacht ist:

Neurologische Probleme:
Apoplexie, Transient Ischämische Attacken, Epilepsie, Migräne, Synkope, Subarachnoidalblutung, Transient Globale Amnesie.

Ophthalmologische Probleme:
Retinablutung, Augenmuskellähmung (Rectus lateralis), kortikale Blindheit, Amaurosis fugax.

Pulmonale Probleme:
Pulmonalembolie, respiratorische Infekte, Pneumonie, Asthma, Höhenhusten.

Andere Probleme:
Periphere Höhenödeme, Hypothermie, Erfrierung, Strahlenschäden, Dehydratation, Kohlenmonoxydintoxikation, psychische Dekompensation, Gastrointestinalinfekte, Tropenkrankheiten, Infektionskrankheiten, Drogen, Alkohol.

Am häufigsten treten folgende Gesundheitsprobleme auf:

Periphere Unterhautödeme

Periphere Unterhautödeme (High Altitude Localised Edeme, HALE) sind in mittleren und großen Höhen sehr häufig. Bei Frauen kommt HALE doppelt so oft vor als bei Männern. Auch wenn periphere Höhenödeme an und für sich harmlos sind, muss doch daran gedacht werden, dass AMS-Patienten vier mal so häufig davon betroffen sind wie beschwerdefreie Höhentouristen. Periphere Ödeme gelten daher als **Warnzeichen**.

Meist ist das Gesicht betroffen, vor allem der Bereich der Augenlider, aber auch die Hände, die Knöchelregionen und die Vorfüße. Die Ödeme sind zwar meist schmerzlos, weisen aber ziemlich unangenehme Schwellungen und Spannungen auf. Die Ödeme verschlechtern sich üblicherweise in der Nacht, während sie sich tagsüber, in aufrechter Körperhaltung also, etwas zurückbilden können. Körperliche Anstrengungen, ultraviolette Strahlung, vor allem aber **Kälte** stellen auslösende Faktoren dar. Möglicherweise wirken sich aber auch einschnürende Rucksackträger ödembegünstigend aus.
HALE an den Extremitäten erhöhen das Risiko von *Zirkulationsstörungen* (Ringe daher schon bei den ersten Anzeichen von den Fingern entfernen). Augenlidschwellungen können eine zunehmende Sehbeeinträchtigung bedingen. Knöchel- bzw. Fußschwellungen treten selten isoliert auf, wobei angemerkt werden soll, dass sich unter Kälteeinfluss bei sonst gesunden Menschen ja ebenfalls Beinödeme, und zwar schon in geringer Meereshöhe, zeigen können.

Therapie: Bei extremer Schwellung mit Sichtbehinderung kann DIAMOX® (2 x 250 mg) oder niedrig dosiertes LASIX® (1 - 3 x 20 mg) verabreicht werden. Wenn, wie erwähnt, das Auftreten peripherer Ödeme zu besonderer Vorsicht und erhöhter Aufmerksamkeit veranlassen muss, gilt dennoch: Ein unkompliziertes peripheres Unterhautödem ohne AMS-Symptome ist noch kein Grund, den Aufstieg abzubrechen.

Retinablutungen in der Höhe

Diese flächenartigen Augenhintergrund-Blutungen (High Altitude Retinal Hemorrhage, HARH) sind oberhalb von 5300 m besonders in den ersten Höhenexpositionstagen mit einer Häufigkeit von 50 bis 80 Prozent nicht selten und verlaufen in der Regel symptomlos. Höhenneulinge sind häufiger betroffen als höhenerfahrene Bergsteiger. Bei Höhenbewohnern (z.B. Sherpas) tritt HARH praktisch nie auf.

Ursächlich nimmt man an, dass auf der Basis einer einer höheninduziert verstärkten Gehirndurchblutung plötzliche Anstrengungen (Pressatmung), aber auch der recht häufige Höhenreizhusten (s.u.) zu derartigen Retinablutungen führen. Vermutlich ereignen sich ähnliche Blutungsvorgänge gleichzeitig auch im Gehirn. HARH heilen in der Regel innerhalb von 7 bis 14 Tagen spontan ab. Sehstörungen treten nur dann auf, wenn HALE mit einem sog. Papillenödem einhergeht.

Die unmittelbaren Zusammenhänge mit AMS sind bis heute nicht ganz klar. Bei HAPE sind HARH öfter zu sehen. Eine hohe Korrelation besteht zu HACE. HARH wird daher als unmittelbares klinisches Vorzeichen einer schweren Verlaufsform der akuten Höhenkrankheit betrachtet, weshalb Routineuntersuchungen des Augenhintergrunds durch den Expeditionsarzt vor und nach jedem Vorstoß in extreme Höhen durchaus sinnvoll sind.

Höhenreizhusten

In großen, vor allem aber in extremen Höhen, stellt der quälende Höhenreizhusten mit seinen vor allem nächtlichen Anfallsattacken nicht nur eine extrem unangenehme Belastung für den Betroffenen und seine Zeltpartner dar, er kann auch das Entstehen eines HAPE fördern. Verantwortlich für dieses Phänomen ist möglicherweise eine durch die Atmungssteigerung und den vermindertem Wasserdampfgehalt bedingte Schleimhautaustrocknung der oberen Atemwege.
Unter Hypoxie kann der Höhenhusten aber auch bei Wärme und relativ hoher Luftfeuchtigkeit auftreten, also auch ohne physikalische Schleimhautreizungen, weshalb auch diskutiert wird, ob es sich hier vielleicht um eine milde Form des HAPE (sog. „subakutes“ HAPE) oder aber auch um eine Sonderform einer Lungenentzündung handelt.
Der Höhenhusten ist zwar nicht unmittelbar lebensbedrohlich, kann aber zu Erschöpfungszuständen (gestörte nächtliche Erholung), zu massiven Lungendruckanstiegen (HAPE) oder sogar zu Mehrfachrippenbrüchen führen. Auch führt die Schädigung der Bronchialschleimhaut leichter zu bakteriellen Infektionen der Atemwege.

Als **Differentialdiagnosen** kommen in Frage: Ein durch Belastung oder Kälte induziertes Asthma bronchiale, ein beginnendes HAPE, eine bakterielle Infektion der unteren Atemwege oder (wesentlich seltener) ein beginnendes HACE.
Erfolgversprechender als die Therapie ist die **Prophylaxe**: Das Lutschen von Kräuterbonbos beispielsweise verlangt, den Mund beim Atmen geschlossen zu halten. Auch ein vor das untere Gesicht gehaltener Schal oder ein Tuch bieten einen gewissen Schutz vor Auskühlung bzw. Austrocknung der Atemwege. Eine weitgehend konsequente Nasenatmung wäre überhaupt die beste Prophylaxe. Medikamente (hustendämpfende Mittel) sollen prophylatisch nicht verwendet werden.

Therapie: Die üblichen hustendämpfenden Mittel auf Codeinbasis kommen wegen ihrer mehr oder weniger stark ausgeprägten atemdämpfenden Wirkung nur bedingt in Frage. Das durch hohe Codeindosen induzierte weitere Absinken der SaO2 kann vor allem nächtens das Risiko schwerer Formen der akuten Höhenkrankheit erhöhen. Daher werden Noscapin (CAPVAL®) in einer Dosierung von 1-1-1-2 Dragee (200-300 mg/Tag) oder Clobutinol (bis 240 mg/Tag) bevorzugt. Neben einer guten hustendämpfenden Wirkung führen diese Substanzen zu keiner Beeinträchtigung der SaO_2.

Kälteschäden

Das Auftreten von **Kältetraumen** (Hypothermie und Erfrierungen) ist unter Hypoxie begünstigt. Die Kombination Kälte und Hypoxie stellt also ein besonderes Problem in der Höhe dar, auch wenn Erfrierungen beim Höhenbergsteigen heute ausrüstungsbedingt selten auftreten.

Thrombosen und Lungenembolie

Zwar fehlen genaue Daten, aber der Verdacht liegt nahe, dass arterielle und venöse Thrombosen, pulmonale Thrombembolien und Schlaganfälle (Zerebralvenenthrombosen) beim Bergsteigen in extremen Höhen weitaus häufiger auftreten als allgemein vermutet, und zwar sowohl während der An- und vor allem Rückreise (Interkontinentalflüge, lange Busfahrten) als auch beim Höhenbergsteigen selbst. Beim Höhentrekking dürften derartige Probleme hingegen extrem selten auftreten.

Die **Lungenembolie** stellt wahrscheinlich die häufigste nicht verletzungsbedingte Todesursache in extremen Höhen dar. Während die Rolle des Gerinnungsmechanismus in großen Höhen noch nicht völlig geklärt ist, weiß man heute, dass Lungenembolien nicht am Entstehungsmechanismus von HAPE beteiligt sind, wohl aber eine Konsequenz bzw. Komplikation davon darstellen können.

Hauptursachen der nicht selten tödlich verlaufenden thrombembolischen Prozesse beim Bergsteigen in großen und extremen Höhen sind **Flüssigkeitsmangel** und die dadurch verstärkte physiologische **Bluteindickung:** Hämatokritwerte von 55 Prozent und mehr sind beim Höhenbergsteigen durchaus üblich. Oberhalb von 50 Prozent nimmt aber die Blutviskosität rapide zu. Insgesamt kann es also beim Bergsteigen in extremen Höhen durch die niedrige Luftfeuchtigkeit, einer während Schlechtwetter mangelhaften körperlichen Bewegung, bei nicht ausreichender Flüssigkeitszufuhr und unter Kälte besonders leicht zu Venenthrombosen kommen.

Prophylaktisch steht eine adäquate, massive Flüssigkeitszufuhr im Vordergrund, um die beim Höhenbergsteigen obligate Dehydrierung zu verringern. Das Durstempfinden ist dabei in der Höhe kein verlässlicher Indikator für den Flüssigkeitsbedarf. Regelmäßige Bewegung sowie Vermeiden von Kauerstellungen sind weitere wichtige Präventivmaßnahmen. Ob die prophylaktische Verabreichung von niedermolekularen Heparine (NMH) am Berg sinnvoll ist, ist umstritten. Daher gelten derzeit folgende Grundsätze:

- Auf Langstreckenflügen sollten die enstprechenden reisemedizinischen Empfehlungen beachtet werden, und zwar vor allem beim Rückflug.
- Bei Personen, die auch im Tal kein stark erhöhtes Thromboserisiko aufweisen, besteht auch am Berg keine Indikation zur Prophylaxe mit NMH.
- Für Bergsteiger mit erhöhtem Thromboserisiko oder anamnestischen thrombembolischen Ereignissen ist NMH in Phasen der Immobilisation bzw. Exsikkose eine sinnvolle Option. Für solche Personen ist das Höhenbergsteigen allerdings grundsätzlich tabu.
- Eine generelle, wochenlange Thromboseprophylaxe mittels NMH, z.B. während einer Expedition, ist weder medizinisch begründbar noch aufgrund möglicher Blutungskomplikationen sinnvoll.

Diese potenziellen **Blutungskomplikationen unter NMH** betreffen eineseits das erhöhte Verletzungsrisiko beim Bergsteigen und andererseits den Umstand, dass NMH möglicherweise die Entstehung von Retinablutungen (HARH) und damit möglicherweise auch Gehirnblutungen begünstigen können.

Hinweise auf eine Beinvenenthrombose:
- Einseitige Beinschwellung
- Ödem, (Druck-)Schmerz im Venenverlauf
- Immobilisation, Flüssigkeitsmangel

Hinweise auf eine akute Lungenembolie:
- Plötzlicher, atemsynchroner Brustschmerz
- Blutdruckabfall bis Kreislaufkollaps
- Hoher Puls
- Zyanose
- Halsvenenstauung
- Kaltschweißigkeit
- Unruhe
- Verdacht auf bzw. gesicherte Beinvenenthrombose

Die Klinik der akuten Lungenembolie ist oft uncharakteristisch. Manchmal ist aber das Bild so dramatisch, dass kaum ein Zweifel bestehen kann. Erschwerend wirkt sich natürlich aus, dass eine weiterführende Diagnostik im exponierten Gelände unmöglich ist.

Die **Notfalltherapie** im Gelände stellt selbst einen anwesenden Arzt vor große Schwierigkeiten: Immobilisation, Abtransport, massive Flüssigkeitszufuhr und Sauerstoff, stark wirksame Schmerzmittel (Ketamin). Niedermolekulares Heparin (NMH) wird, dosiert nach Körpergewicht (1 bis 2 mg/kg/24 Stunden in 2 Dosen), schon beim ersten Verdacht auf eine Beinvenenthrombose, vor allem aber bei suspekter Lungenembolie verabreicht.

Strahlenschäden

Beim Höhenbergsteigen stellt die starke ultraviolette Strahlung eine sehr ernstzunehmende Gefährdung dar. Dies ist einem oft überhaupt nicht bewusst, weil im Gebirge meist ein kühler Wind weht. Die höhenbedingte Zunahme der UV-Strahlung beträgt etwa 4 % pro 300 Höhenmeter. Die Reflexion von UV-Strahlen durch Schnee kann zusätzlich bis zu 100 % ausmachen.

Die Wirkung der UV-Strahlung ist weiters abhängig von der Sonnenintensität, der Dauer der Einwirkung, dem Sonnenstand (Morgen - Mittag - Abend), der Jahreszeit, der geographischen Breite, der Reflexion auf Schnee- und Gletscherflächen, der individuellen Empfindlichkeit der Haut (Haut- und Haarfarbe) und von einer bereits erfolgten Lichtgewöhnung der Haut.

Sonnenbrand, Fieberblasen und Keratokonjunktivitis (UV-Bindehautentzündung, Schneeblindheit) sind (abgesehen von den stark zunehmenden, sehr bösartigen Hauttumoren) die häufigsten Strahlenschäden im Hochgebirge. UV-Strahlung beeinträchtigt in der Höhe das Immunsystem und führt daher zu einer erhöhten Infektanfälligkeit.

Sonnenbrand

Jeder Sonnenbrand ist eine Brandwunde (1.Grad: Rötung, 2.Grad: Blasenbildung). Sonnenbrandgefahr besteht übrigens nicht nur in der prallen Sonne, auch wenn sie hier natürlich am größten ist, sondern auch bei bedecktem Himmel. Besonders intensiv ist die UV-Strahlung im verschneiten Gelände. Kinder sind empfindlicher als Erwachsene. Hellhäutige, Blonde und Helläugige sind anfälliger als dunkelhäutige und dunkelhaarige Menschen. Dennoch sollten sich Kinder und Erwachsene sowie helle und dunkle Typen stets gleich intensiv schützen, da selbst durch optimale Sonnencremen beim Höhenbergsteigen kein hundertprozentiger Schutz gewährleistet werden kann.

Vorbeugung: In den ersten Tagen vorsichtige Lichtgewöhnung in steigender Dosierung. Hochwirksame Sonnenschutzmittel mit hohem Lichtschutzfaktor (früher: über 30) werden ab etwa 30 Minuten vor Sonnenexposition mehrmals täglich aufgetragen. Cremen sind besser als Milchen, Fettsalben oder wässrig-alkoholische Lösungen.

Therapie: Feuchte Kühlumschläge, reichlich Kortisonsalben, frühzeitig Ibuprofen oder Naproxen, sehr viel Flüssigkeit trinken.

Fieberblasen

Auf Lippen und Umgebung entstehen mehr oder weniger große schmerzhafte Bläschengruppen. Die Ursache sind Herpesviren, mit denen man irgendwann einmal angesteckt wurde, und zwar meist durch Trinken aus infizierten Gläsern. Sie wandern bei der Erstinfektion entlang von Nervenbahnen bis zu deren Wurzeln und nisten sich dort zeitlebens ein. Dort sind die Herpesviren vor dem Zugriff des Immunsystems geschützt und können unter anderem durch UV-Bestrahlung jederzeit aktiviert werden.

Vorbeugung: Totales Abdecken der Lippen mit UV-dichten Decksalben mehrmals während des Tages.

Therapie: VALTREX® 2 bis 3 x 500 bis 1000 mg. Oder man wartet ab, bis die Fieberblasen spontan abheilen (Dauer im Schnitt 9 Tage).

UV-Bindehautreizung, Schneeblindheit

Äußerst schmerzhafter Reizzustand der Augen („Sand in den Augen"), der sogar zu mehrtägiger Blindheit führen kann. Extreme Strahlung kann bereits nach rund einer Stunde derartige Symptome auslösen, in der Regel aber erst 6 - 12 Stunden nach Exposition. Diese Bindehautentzündungen sind oft gefährlicher als man vermuten würde, weil Dauerschäden an der Hornhaut möglich sind.

Vorbeugung: Bruchsichere und verlässlich UV-dichte Brillen (Absorptionsrate mindestens 90 %) unbedingt mit einer Abdeckung seitlich/unten. Stets eine Reservebrille mitführen.

Therapie: Anästhesierende Augentropfen (z.B. BENOXINAT®) als einmalige Soforthilfe gegen die Schmerzen, um einen sicheren Aufenthaltsort (Zeltlager) erreichen zu können. Später mehrmals Vitamin-Augensalben (z.B. OLEOVIT®). In schweren Fällen zusätzlich Verbinden der Augen und körperliche Ruhe.

Reisediarrhoe

Die Reisediarrhoe ist in der Regel eine harmlose und meist nach wenigen Tagen von selbst heilende, aber auf außereuropäischen Fernreisen die mit Abstand am häufigsten auftretende Gesundheitsstörung (Häufigkeit bei Fernreisen etwa 40 Prozent). Klinisch tritt sie meist zwischen dem 3. und 9. Aufenthaltstag auf und dauert 4 (+- 2) Tage an. Sie beeinträchtigt trotz der kurzen Dauer nicht nur massiv das Wohlbefinden und schränkt die Aktivitäten des Betroffenen drastisch ein, sondern kann darüber hinaus die körperliche Belastbarkeit vor allem auf Trekkingreisen und beim Höhenbergsteigen auch nach Ausheilung massiv einschränken.

Es ist heute unbestritten, dass die **Ursachen** fast immer in einer Darminfektion durch den unvorsichtigen Genuss verdorbener Lebensmittel oder Getränke (mangelnde Trinkwasserhygiene) liegen. Maßgeblich sind ferner: Reisedestination, Jahreszeit, Reisestil, Unterbringung, Alter. Dagegen spielen Jetlag, Klimaumstellung, ungewohnte Ernährung, Staub, fremde Öle und Weine, Wurminfektionen usw. keine maßgebliche kausale Rolle bei der Entstehung der Reisediarrhoe.

Wohl aber verdienen **individuelle Faktoren** Beachtung: Personen, die in Industrienationen mit hohem hygienischem Niveau leben, sind anfälliger als solche, die ihren Wohnsitz in Risikogebieten haben. Jugendliche weisen eine überdurchschnittliche Anfälligkeit auf. Wohl wegen ihrer noch geringen Immunabwehr sind Kleinkinder besonders gefährdet und zeigen überdies oft einen langwierigen, schweren, ja nicht selten lebensbedrohlichen Verlauf (s.u.). Rund 20 Prozent der Malaria tropica beginnt mit einem fieberhaften Durchfall.

Symptome: Die Krankheit tritt wenige Stunden bis Tage nach der auslösenden Ansteckung auf, wobei zum Durchfall in unterschiedlichem Ausmaß auch Bauchkrämpfe (in 50 % der Fälle), Schleimbeimischungen (20 %), Übelkeit, Erbrechen, Fieber und Blutbeimengungen (je 15 %) beklagt werden.

Kleinkinder: Reisediarrhöen stellen für Kleinkinder eine beträchtliche Gefährdung dar: Bis zum fünften Lebensjahr handelt es sich dabei meist um bedrohliche Rotaviren-Infektionen, und bei Kindern unter drei Jahren gehen Reisediarrhöen sehr häufig mit starkem, lebensgefährlichen Erbrechen einher. Die damit verbundenen Risiken sind jedenfalls vor allem deshalb nicht zu unterschätzen, weil ausserhalb Europas und Nordamerikas in aller Regel keine Möglichkeit zu einer raschen und adäquaten Krankenhausbehandlung besteht

Vorbeugung durch Hygiene: Es ist zweifelsfrei erwiesen, dass die Erkrankungswahrscheinlichkeit mit der Zahl der Verstöße gegen die Nahrungsmittelhygiene zunimmt. Eine medikamentöse Prophylaxe (z.B. Probiotika wie Lactobacillus oder pthalylsulfathiazolhältige Präparate) ist weitgehend wirkungslos.

Therapie: Die Reisediarrhoe heilt, wie bereits erwähnt, in den allermeisten Fällen in wenigen Tagen von selbst ab. Es ist aber möglich, die Heilungsdauer zu verkürzen und zumindest Beschwerden zu lindern. Im Vordergrund steht dabei die Flüssigkeitszufuhr: Da die glukoseabhängige Resorption beim Durchfall meist intakt bleibt, sollen während der ersten 6 Stunden (Rehydrierungsphase) Elektrolytlösungen (z.B. NORMALHYDRAT®, bei Kindern NORMOLYT®) getrunken werden: Mäßig dehydrierte Erwachsene 50-60 ml/kg/KG, Kinder bis zu 100 ml/kg/KG. Bei Fortdauer des Durchfalles folgt eine Substitutionsphase mit Trinkmengen von 40 ml/kg/KG/24 Stunden (Erwachsene) bzw. bis zu 75 ml/kg/KG/24 Stunden (Kinder). Leicht gezuckerter schwarzer Tee, aber auch Cola oder andere Softdrinks sind heute nicht mehr üblich.

Motilitätshemmer: Loperamid ist in der Akutphase der Reisediarrhoe Erwachsener zweifellos einen Therapieversuch wert, sollte aber nur 24 Stunden, höchstens aber über 48 Stunden, nicht mehr als 16 mg pro Tag und vor allem nur dann eingenommen werden, wenn kein Fieber besteht und kein Blut im Stuhl ist. Bei Kindern muss auf Loperamid ganz verzichtet werden. Der kurzfristige Einsatz von Motilitätshemmern kommt an sich überhaupt nur bei vorübergehenden Hindernissen, eine Toilette aufzusuchen, in Frage (z.B. auf längeren Busfahrten, im Flugzeug).

Antibiotika: Vor allem im asiatischen Raum wirkt gegen Darmbakterien derzeit am ehesten Azithromycin. In Afrika und Südamerika kommen derzeit alternativ Chinolone oder Rifaximin in Betracht.
Gelegentlich hält sich das Märchen, dass auch hochprozentiger Alkohol (z.B. Whiskey) neben einer verdauungsanregenden auch eine gewisse antimikrobielle Wirkung hätte, obwohl eigentlich allgemein bekannt sein sollte, dass bei Diarrhoen jede Art von Alkohol ziemlich kontraproduktiv ist. Gewürze haben hingegen eine nachgewiesene antimikobielle Wirksamkeit, weshalb in

tropischen und subtropischen Regionen seit jeher stark gewürzte Speisen angeboten werden.

Bei *Übelkeit und Erbrechen* sollte bei Jugendlichen und Erwachsenen (nicht bei Kindern) ein Anti-Brechmittel in Tropfenform (z.B. Metoclopramid) schon bei den ersten Anzeichen aufkommender Übelkeit sofort zum Einsatz kommen, und zwar auch um ein Hindernis für die Flüssigkeitszufuhr vorbeugend auszuschalten.

Nahrungsmittelvergiftung

Bei Verdacht auf Nahrungsmittelvergiftung sollten möglichst innerhalb der ersten Stunde (aber auch später) große Mengen von Aktivkohle-Suspension getrunken werden (z.B. NORIT CARBOMIX®). Als relative Kontraindikationen für eine Kohlesuspension gelten eigentlich nur Erbrechen (wegen der Aspirationsgefahr) sowie Magen-Darm-Verletzungen. Tierkohle-Tabletten o.ä. sind zu wenig oberflächenaktiv, um die Toxine wirksam abzubinden. Früher propagierte Notmaßnahmen wie ein Auslösen von Erbrechen bzw. Magenspülungen vermindern nicht, sondern erhöhen die Lebensgefahr und sind daher heute nicht mehr gebräuchlich.

Infektionskrankheiten und Reiseimpfungen

Etliche klassische, aber auch neue Infektionskrankheiten befinden sich weltweit im Vormarsch. So treten pro Jahr ca. 10 Millionen Neuerkrankungen von Hepatitis A auf. Hepatitis B gilt heute weltweit als die neunt-häufigste Todesursache. Ein umfassendes Impfprogramm auf der Basis der aktuellen Epidemiologie ist daher zunehmend bedeutsam, wobei es individuell unterschiedliche Impfstrategien geben muss. Die Hepatitis-B-Impfung sollte vor Fernreisenden unbedingt auf Erfolg überprüft werden, da es in Abhängigkeit vom Lebensalter und vom Impfstoff nicht selten sog. Low-Responder, also Menschen mit zu geringer Antikörperbildung gibt.

Das diesbezügliche Problembewusstsein weltreisender Höhenbergsteiger lässt aber trotz der zunehmend besorgniserregenden Situation sehr zu wünschen übrig. Zudem wird das Thema von Reiseveranstaltern aus Konkurrenzängsten häufig bagatellisiert oder überhaupt verschwiegen. Auch glauben viele Reisende, nur die seltenen sogenannten **„vorgeschriebenen Impfungen"** wären für sie sinnvoll. Tatsächlich aber sind das Impfungen, die dem Einreisenden vom Gastland zur Verhinderung von Einschleppungen, also ausschließlich zum Schutz der eigenen Bevölkerungen vorgeschrieben werden und daher wenig mit dem individuellen Schutz des Touristen vor Ansteckung zu tun haben.

Dafür werden **„empfohlene Impfungen“** gerne als überflüssige Fleißaufgabe angesehen - obwohl gerade diese Impfungen der aktuellen Risikosituation entsprechen und daher zum lebenswichtigen Schutz des Reisenden erforderlich sind.

Aktuelle Impfempfehlungen hängen nicht nur von den Zielländern, sondern auch vom Reisestil, von der Aufenthaltsdauer und von der persönlichen Gesundheitssituation ab. Tropenmedizinische Fachempfehlungen stellen die Basis eines gewissenhaften individuellen Impfkonzeptes dar. Jede individuelle Impfempfehlung sollte sich jedenfalls an den aktuellen epidemiologischen Daten, am Immunstatus, an der Exposition sowie an den Eckdaten Sicherheit, Wirksamkeit, Kosten und Verfügbarkeit orientieren.

Anlässlich einer bevorstehenden Fernreise stellt man häufig fest, dass Impfintervalle zu früher erfolgten Impfungen übersehen wurden, also eine entsprechende **Auffrischungsimpfung überfällig** geworden ist. Dazu ist zu sagen: Jede versäumte Impfung kann unter der Voraussetzung, dass die vorangegangenen Impfungen ordnungsgemäß durchgeführt wurden, zu jedem späteren Zeitpunkt nachgeholt werden, wobei dann aber noch vor Abreise sicherheitshalber eine Antikörper-Testung erfolgen sollte. Das Immunsystem „vergisst nie“, aber mit zunehmender Verspätung wächst die Latenzzeit für den neuerlichen Aufbau eines protektiven Antikörperspiegels.

Durchschnittliche Wirkdauer einer Immunisierung durch Impfungen

Gelbfieber	10	Jahre
Cholera	6	Monate
Polio	> 10	Jahre
Tetanus	10	Jahre
Diphterie	10	Jahre
FSME	3–5	Jahre
Hepatitis A	10	Jahre
Hepatitis B	3–5	Jahre
Tollwut	3–5	Jahre
Tuberkulose	10	Jahre
Typhus	1–3	Jahre
Japan. Enzephalitis	4	Jahre

Malaria

Malaria ist weltweit im Zunehmen begriffen und stellt die häufigste lebensbedrohliche importierte Infektionskrankheit im internationalen Reiseverkehr dar. Die epidemiologische Situation gilt als hoch dynamisch bezüglich primärer Verteilung, Übertragungswahrscheinlichkeit und Resistenzentwicklung. Jährlich zählt man derzeit weltweit rund 200 bis 500 Millionen Neuinfektionen mit etwa 2 Millionen Todesfällen. Während die einheimische Bevölkerung in den Malariagebieten eine teilweise Immunität entwickelt, sind die jährlich über 20 Millionen oftmals völlig ungeschützten westlichen Touristen erheblich gefährdet. Etwa 50.000 von ihnen infizieren sich mit Malaria.

Bedingt durch den Fernreiseboom gibt es auch hierzulande von Jahr zu Jahr mehr gemeldeter Malariafälle (in Deutschland etwa 900 p.a., in Österreich etwa 70 - 90 p.a., wobei die Dunkelziffer wahrscheinlich mindestens doppelt so hoch sein dürfte). Etliche davon verlaufen tödlich (in Deutschland 20 bis 30 p.a., in Österreich ca. 3 p.a.). Leider wird dieses tödliche Risiko auch bei bergsteigerischen Fernreisen oft unterschätzt.

Unter der nahezu unüberschaubaren Zahl an Stechmücken, mit denen der Reisende im Rahmen seines Aufenthaltes in Kontakt kommen kann, stellt die weibliche Anopheles-Mücke, die Überträgerin der Malaria, die mit Abstand größte Bedrohung dar. Im Gegensatz zu den meisten anderen Stechmücken fliegt diese dämmerungs- und nachtaktive Mücke völlig lautlos, und auch ihr Stich bleibt in der Regel unbemerkt weil schmerzlos. Der Ausbruch der Malaria-Erkrankung kann unter Umständen erst Jahre nach der Infektion erfolgen. Selbst wenn während eines Trekkingurlaubes oder einer Höhenbergfahrt nur kurzzeitige Aufenthalte in Höhen unter etwa 1500 - 2000 m stattfinden (bis zu dieser Höhe existieren die etwa 35 als Überträger bekannten Arten der Anophelesmücke), sollte auf die richtige Malariaprophylaxe größte Sorgfalt verwendet werden. Gerade in Nepal und Nordindien weisen die Monate September und Oktober (Nachmonsunzeit) die höchsten Inzidenzraten auf.

Die **Malariavorbeugung** besteht aus zwei wichtigen, sich ergänzenden Komponenten: Chemoprophylaxe (Medikamente) und Expositionsprophylaxe (Vermeidung von Mückenstichen). Für sich allein sind beide Komponenten ungenügend.

Hinsichtlich der **Chemoprophylaxe** gibt es keine einheitlichen Richtlinien, da die Notwendigkeit der individuellen Reisesituation und damit Beratung im Vordergrund steht. Außerdem ändern sich die weltweite Malariasituation, die einzelnen Risikogebiete sowie die Mittel zur Bekämpfung dieser gefährlichen Krankheit laufend. Vor Antritt einer Fernreise müssen daher unbedingt kompetente, aktuelle und auf die individuelle Reisesituation angepasste Informationen eingeholt werden.

Derzeit wird neben LARIAM® mit einer 95 % prophylaktischen Effizienz MALARONE® empfohlen. Ideal scheint MALARONE® für den Kurzbesuch in Malaria-Endemiegebieten zu sein (z.B. Ostafrika, Nepal).

Obwohl die **Expositionsprophylaxe** eine entscheidende Bedeutung hat, wird sie oft sträflich vernachlässigt. Eine Chemoprophylaxe muss daher stets von einer Expositionsprophylaxe begleitet sein, da auch eine sorgfältige Chemoprophylaxe keinen hundertprozentigen Schutz bietet. Eine konsequent durchgeführte Expositionsprophylaxe reduziert das Malariarisiko zusätzlich um mindestens weitere 10 bis 20 Prozent:

Ab den Abendstunden müssen im Freien ständig langärmlige Hemden bzw. Blusen sowie lange Hosen getragen werden. Nach Einbruch der Dunkelheit sollten hohes Gras und Gebüsche vermieden werden. Falls das Hotelzimmer keine Klimaanlage hat und auch sonst ungeschützt ist, benütze ein Mosquitonetz über deinem Bett. Nur unter unbeschädigten Moskitonetzen schlafen. Diese sowie die Kleidung sollten mit Permethrin imprägniert sein (**NO BITE®** für die Kleidung, **TYRA-X®-Spray** für das Moskitonetz). Repellents (z.B. **AUTAN®-Stift**, der 20 % des Piperidin-Derivates Bayprel enthält) müssen auf allen unbedeckten Körperstellen wiederholt aufgetragen werden. Die Kombination von Repellens und Permethrin (Kleidung und Moskitonetz) ist am meisten erfolgversprechend.

Die wichtigsten Symptome der Malaria: Fieber, Schüttelfrost, Muskelschmerzen, starke Kopfschmerzen, Husten, Ubelkeit, Erbrechen, Durchfall. Rund 20 Prozent der Malaria tropica beginnt mit einem fieberhaften Durchfall.
An Malaria Erkrankte können innerhalb sehr kurzer Zeit in einen lebensbedrohlichen Zustand geraten, der ohne intensivmedizinische Maßnahmen kaum beherrschbar ist. Bei begründetem Verdacht muss der Patient daher immer so rasch wie möglich in heimische Spitalsbehandlung (übrigens: eine absolute Indikation für einen Rückholtransport mittels Ambulanzjet).

9. Medizinische Betreuung beim Höhenbergsteigen

Eine „Expedition“ ist eine Reise an einen entfernten oder zumindest schwer zugänglichen Ort mit einem Ziel, das wissenschaftlich, sportlich oder nur das reine Abenteuer sein kann. Da diese Definition für etliche Unternehmen, die sich „Expedition“ nennen, heute nicht mehr zutrifft, sollte eher zwischen **Höhengebirgstrekking** und **Höhenbergsteigen** unterschieden werden.

Prinzipiell kann zwischen kommerziell organisierten Routen, die an sich für Jedermann zugänglich sind, und wissenschaftlich oder sportlich ambitionierten Unternehmungen unterscheiden. Letztere sind in der Regel durch eine außerordentliche mentale und physische Fitness der Teilnehmer gekennzeichnet, was bei ersteren meist fehlt.

Die Formen des außeralpinen Höhenbergsteigens

Bevor wir auf den Stellenwert der medizinischen Betreuung beim Höhenbergsteigen eingehen, soll dargelegt werden, in welcher Form sich das moderne Höhenbergsteigen ereignet. Nach Dietl können heute sechs Hauptgruppen von Höhengebirgstrekking und Höhenbergsteigen unterschieden werden:

Klassische Großexpeditionen

Organisation und Taktik der klassischen Großexpeditionen führten in den Jahrzehnten bis 1964 u.a. zu den Erstbesteigungen der 14 Achttausender Sie galten anschließend bis in die Siebziger Jahre als praktisch einzige Möglichkeit, höchste Gipfel zu „erobern“. Obwohl sich ab Mitte der Siebziger Jahre im Bereich des nicht-kommerziellen Expeditionsbergsteigens ein zunehmender Trend zu kleineren, oft beweglicheren und schnelleren Teams abzeichnete, gibt es auch heute noch Unternehmungen im Stil der nationalen Großexpeditionen früherer Zeiten.

Private Kleinexpeditionen

Zwar gab es bereits in den Fünfziger Jahren Kleingruppen, die Achttausender erstbestiegen (1954 Cho Oyu, 1956 Gasherbrum II, 1957 Broad Peak), aber der sog. „Alpinstil“ in den höchsten Gebirgen der Erde wurde erst 1975 durch die spektakuläre Zweimann-Besteigung des Hidden Peak (Messner/Habeler), noch dazu auf einer neuen Route, weltweit salonfähig. Damit setzte sich die Überzeugung durch, dass auch schwierigste Routen auf höchste Gipfel ohne den massiven Personal- und Materialaufwand einer Großexpedition möglich sind. Diese verlockende Logistik war allerdings von Anfang an mit enorm erhöhten Risiken verbunden, denen nicht nur weniger versierte Höhenbergsteiger, sondern auch zahlreiche Spitzenalpinisten zum Opfer fielen.

Privates Trekking
Mehr als die Hälfte (Nepal: 60 %) aller Höhentrekkingtouristen führen ihre Touren auf eigene Faust, also nicht im Rahmen kommerziell organisierter Gruppen durch.

Kommerzielles Trekking
Professionelle Organisationen bieten neben mehrtägigen Bergwanderungen auch Trekkings an, die eine fakultative Besteigung von über 6000 m hohen Gipfeln inkludieren können.

Kommerzielle Höhenbergfahrten („Expeditionen") ohne Führungsleistung
Für schwierige Sechstausender bis hin zum Everestgipfel gibt es heute auch kommerzielle Angebote. Eine weit verbreitete Organisationsform besteht darin, dass unter der Leitung eines erfahrenen Expeditionsbergsteigers bzw. Bergführers die gesamte Logistik geboten wird, aber keine Gipfelführung. Der Expeditionsleiter/Bergführer hat lediglich eine beratende bzw. koordinierende Funktion. Die meist sehr ambitionierten Kunden müssen sich vom Basislager aus - zumindest theoretisch - selbst um die Besteigung kümmern, wobei vorbereitete Hochlager, Fixseile und dergleichen Logistik vom Veranstalter gestellte Hilfen sind. Gelegentlich kann man auch ein komplettes „Logistikpaket" ohne Expeditionsleiter buchen. Von der Größe und vom Aufwand her kommen solche Expeditionen häufig den klassischen Großexpeditionen sehr nahe.

Kommerzielle Höhenbergfahrten („Expeditionen") mit Gipfelführung
Neben der obigen Expeditionsform gibt es vor allem im angloamerikanischen Bereich Interessenten, die einen Achttausender (oder etwa einen der sog. „Seven Summits") besteigen wollen und sich dabei ohne Einschränkungen auf die Begleitung von Bergführern verlassen wollen. Oft sind diese Kunden selbst keine Bergsteiger. Abgesehen davon, dass es sehr umstritten ist, ob eine verantwortungsvolle Führung eines Bergführer-Gastes im Achttausenderbereich überhaupt möglich ist, sind Parallelen zu den fanatisch geführten

nationalen Wettläufen um die seinerzeitigen Erstbesteigungen der höchsten Gipfel erkennbar - jedoch handelt es sich jetzt nicht mehr um einen Wettlauf um die erste Besteigung, sondern vielleicht um die fünfhundertste oder tausendste, nicht mehr um ein Kräftemessen zwischen Spitzenbergsteigern, sondern allenfalls zwischen Durchschnittsbergsteigern und schließlich um keinen nationalen, sondern um einen kommerziellen Wettbewerb zwischen um Reputation rivalisierenden Veranstaltern.

Gesundheitsrisken beim Höhenbergsteigen

Der Trend zum Höhentrekking und Höhenbergsteigen ist ungebrochen: Jährlich werden allein in der Everest-Region über 30.000 Trekker gezählt. Jedes Jahr versuchen etwa 60.000 Menschen, den knapp 6000 m hohen Kilimandjaro zu besteigen (wobei wegen der unterschätzten Höhe allerdings nur 20 % den Kraterrand und bescheidene 4 % den Gipfel selbst erreichen). Bergreisen in die Anden weisen zur Zeit wieder derart explosionsartige Zuwachsraten auf, dass die lokale Infrastruktur nahezu zusammenbricht. Kommerziell angebotene Achttausenderbesteigungen sind in Mode gekommen - und weltweite Schlagzeilen über das wiederholte Massensterben an den Achttausendern schrecken nicht ab, sondern lassen die Interessentenzahlen vielmehr sprunghaft in die Höhe schnellen.

Die Schattenseiten dieses Trends sind häufig unterschätzte Gesundheitsrisiken: Neben Unfällen, allgemeinen Gesundheitsstörungen und reisetypischen Erkrankungen stehen höhentypische Gesundheitsstörungen im Vordergrund. Hypoxie kann dabei nicht nur zu den verschiedenen Formen der akuten Höhenkrankheit führen, sondern auch indirekt gefährlich werden, und zwar vor allem durch ein erhöhtes Risiko von Kälteschäden, Thrombosen bzw. Thrombembolien. Weiters muss man davon ausgehen, dass es in erster Linie hypoxiebedingte zentralnervöse Fehlleistungen bzw. Ausfallerscheinungen sind, die beim Höhenbergsteigen eine so hohe Unfallrate bewirken.

Außeralpine Rettungs- und Gesundheitssysteme

Mit dem weltweit gültigen Ticket der Reiseversicherung bzw. der heimischen Flugambulanz in der Tasche und mit dem Satellitentelefon im Basislager wird unterschwellig suggeriert, dass es wie zuhause auch im Zielland ähnliche oder doch zumindest irgendwelche Notfallsysteme gäbe.

Die Realität ist ernüchternd, wie das Beispiel Nepal zeigt: Es gibt im gesamten Land keinen einzigen notfallsmedizinisch ausgestatteten oder für schwierige Bergungen technisch geeigneten Rettungshubschrauber. Zwar wurden in den Bergen etliche Hubschrauberlandeplätze markiert. Irgendwelche zivilen oder militärischen Helikopter erscheinen aber, wenn überhaupt, meist erst nach Tagen und nur bei vorheriger Bezahlungsgarantie, fliegen nur bis höchstens 5000 m Seehöhe und sind nicht für einen ärztlich betreuten Transport Schwerverletzter oder bedrohlich erkrankter Personen ausgestattet.
Privatpersonen (Individualtouristen) haben überhaupt nur dann eine Chance auf einen Helikopterflug, wenn dieser von der eigenen Botschaft in Kathmandu organisiert wird (falls dort eine solche überhaupt existiert). Die aus dieser Situation resultierenden Zeitverzögerungen sind manchmal beträchtlich.
Dazu kommt eine unfähige, bornierte und extrem korrupte Bürokratie, die an Rettungs- oder Suchaktionen grundsätzlich völlig desinteressiert ist.

Mittlerweile haben sich Helikopter-Evakuierung in Nepal zu einem profitablen Geschäft mit bedenklichen Auswüchsen entwickelt: Ein Helikopter-Transport aus der Everest-Region kostet zwischen US $ 2500 und 6500, und Flüge aus entlegeneren Gebieten sind bis zu drei mal so teuer. Nach Mitteilungen der HRA zahlen manche Helikopterunternehmungen an einheimische Führer und Agenturen eine Provision von rund US $ 500 pro Anforderung.
Es werden daher zunehmend Fälle bekannt, in denen Trekkingtouristen von ihren einheimischen Begleitern zu besonders schnellen Anstiegen veranlasst wurden, um bei der dann meist auftretenden Höhenkrankheit am Helikoptereinsatz mitverdienen zu können.

Nirgendwo in ganz Nepal (einschließlich Kathmandu) gibt es schließlich ein entsprechendes Zielkrankenhaus mit einer auch nur einigermaßen modernen Notfallversorgung oder gar mit modernen Intensivbetten. Selbst das „beste" Krankenhaus der Hauptstadt befindet sich diesbezüglich aus unserer Sicht in einem geradezu erbärmlichen Zustand.

Ähnliche Verhältnisse trifft man heute nicht nur in ganz Asien, sondern auch in Afrika und in den südamerikanischen Anden an. Während sich die touristischen Infrastrukturen in diesen ärmsten Ländern der Erde von Jahr zu Jahr ausweiten, schlittern die Versorgungsmöglichkeiten bei Bergnot, Verletzungen oder Erkrankungen weltweit immer mehr dem Abgrund zu. Aber wer weiß das schon, wenn er sein Trekking oder seine Expedition im Reisebüro bucht ?
In den abgelegenen Hochgebirgen der Erde bedeuten Verletzungen und Erkrankungen sowie damit verbundene, natürlich ohne fremde Hilfe durchgeführte Rettungseinsätze manchmal kaum bewältigbare Schwierigkeiten.

Gerade in den extremen Höhen muss als ungeschriebener Standard akzeptiert werden, dass dort Rettungseinsätze und medizinische Hilfe bei Notfällen kaum mehr möglich sind.

Freilich gab es in der Vergangenheit vereinzelte Beispiele dafür, dass beim Zusammentreffen besonders glücklicher Umstände Hilfe und Rettung möglich sein können, wenn auch unter unglaublichen Strapazen und enormen Risiken: Die spektakuläre Bergung des österreichischen Arztes Dr.Gerd Judmaier aus der Nordwand des Mount Kenia im September 1970 (offener Beinbruch unterhalb des Gipfels), das unglaubliche Martyrium des Briten Doug Scott im Juli 1977 am Ogre im Karakorum (unterhalb des Gipfels beide Beine gebrochen), der legendäre Rückzug des Briten Joe Simpson im Juni 1985 aus der Westwand des Siula Grande in den peruanischen Anden (Kniezerschmetterung), der beispiellose, 43tägige Überlebenskampf des 1992 im Hochwinter im nepalesischen Himalaya verirrten Australiers James Scott oder die Rettung von fünf schwer höhenkranken Bergsteigern am Everest aus 8700 m Höhe sind extreme Ausnahmefälle. Der Regelfall sieht ganz anders aus.

Der Trekking- und Expeditionsarzt

Dem engagierten Trekking- und Expeditionsarzt erwächst aus diesen sehr eingeschränkten Möglichkeiten bei Notfällen in großen und extremen Höhen eine enorme Bedeutung, aber auch ein beträchtliches Dilemma. Denn der ärztlichen Hilfeleistung sind dort oben stets äußerst enge Grenzen gesetzt, und bei Bergung oder Abtransport kann meist mit keinerlei fremder Hilfe gerechnet werden.

Die umfassende, vielseitige und verantwortungsvolle Tätigkeit eines Trekking/Expeditionsarztes erfordert **besondere Qualifikationen**, wie sie weiter unten im Detail definiert werden. Dazu führen wir seit vielen Jahren eine spezifische, von den Ärztekammern anerkannte **Ausbildung zum Trekking/Expeditionsarzt** nach den weltweit gültigen Richtlinien der UIAA, der IKAR und der ISMM durch.

Wer eignet sich zum Trekkingarzt?

Ein Trekkingarzt muss neben umfassenden Kenntnissen in den Sparten **Allgemeinmedizin, Sportmedizin, Notfallmedizin, Tropen- und Höhenmedizin** auch über eine entsprechende **medizinische Ausrüstung** verfügen.
Nur ein in der **Expeditionsmedizin** ausreichend versierter Arzt gewährleistet eine effiziente Betreuung der Gruppe, wobei er dabei stets eigenverantwort-

lich und nicht etwa im Auftrag des Trekkingunternehmens handelt und die **Bedingungen der medizinischen Betreuung** zwischen den Teilnehmern und dem Arzt von vorneherein klargestellt werden müssen.

Außerdem sollte sich jeder Arzt vor und zu Beginn der Reise möglichst genau über die **Infrastruktur des Gesundheitswesens** sowie über die **örtlichen Rettungssysteme** - falls überhaupt vorhanden - informieren, um im Bedarfsfall zu wissen, mit welcher Assistenz er rechnen kann. Da man diesbezüglich gerade in den traditionellen Trekkingländern, wie erwähnt, mit zunehmend chaotischen Situationen rechnen muss, empfiehlt sich für sämtliche Teilnehmer der Abschluss einer **Auslandskranken- und Rückholversicherung** über ein erfahrenes heimisches Ärzteflugambulanz-Unternehmen, wobei auch die Abdeckung der oft horrenden Kosten einer Primärbergung vom Unfall- bzw. Erkrankungsort zum nächsten Kranken-haus/Flughafen gewährleistet sein müssen.

Die **Transport- und Versicherungskosten** der medizinischen Ausrüstung müssen vom Veranstalter getragen werden. Die **Kosten kurativer Einzelleistungen** durch den Trekkingarzt könnten durch eine entsprechende Reiseversicherung des Patienten gedeckt werden.

Medizinische Ausrüstung auf Höhentrekkingtouren

Die Zusammensetzung der ärztlichen Ausrüstung auf Trekkingreisen hängt ganz von der Art, *dem Charakter sowie der Teilnehmerstruktur* der außeralpinen Unternehmung und nicht zuletzt auch *von der persönlichen Erfahrung des Arztes* ab. Die folgende Checkliste kann daher nur als Orientierungshilfe bei der Zusammenstellung einer medizinischen Trekkingausrüstung dienen. **Man sollte immer nur die Ausrüstung mit sich führen, mit der man auch umgehen kann.**

Bei unseren Vorschlägen für die medizinische Ausrüstung auf Trekkingfahrten und Expeditionen haben wir, mit wenigen Ausnahmen, auf die Nennung konkreter Medikamente bzw. Produkte verzichtet, und zwar nicht nur deshalb, weil es Namensunterschiede in den deutschsprachigen Ländern gibt, sondern weil bei der individuellen Zusammensetzung der Ausrüstung vornehmlich die persönliche ärztliche Erfahrung einfließen sollte. **Höhenspezifische Medikamente** und ihre Anwendungsmöglichkeiten sind in den entsprechenden Abschnitten dieses Handbuches beschrieben.

Inhalt der ärztlichen Erste-Hilfe-Tasche (Notfalltasche):

Medikamente gegen: Akute Höhenkrankheit (Ibuprofen, Naproxen, Dexamethason, Nifedipin), Erschöpfung und akute Allergie (Kortikosteroide), Schmerzen (Ibuprofen, Naproxen, Kentamin), Astmaanfall, Stenokardien, Höhenhusten, Schlafstörungen (Diamox), Schneeblindheit (Benoxinat), Erregungszustände (Haloperido).

2 Dreiecktücher, 1 Elastische Binde, Wundpflaster, Verbandmull, elastische Haftklebebinde, Salbengaze, 1 Leukoplastrolle, Einmalspritzen, Einmalnadeln, Alkoholtupfer, unsterile Einmalhandschuhe, Schere, Stethoskop, Pulsoxymeter, Kälteschutzfolien.

Inhalt der ärztlichen Trekkingapotheke:

Medikamente gegen

- Akute Höhenkrankheit (Ibuprofen, Naproxen, Dexamethason, Nifedipin)
- Schlafstörungen (Diamox)
- Thrombosen, Thrombembolien (Niedermolekulare Heparine)
- Erschöpfung (Kortikosteroide)
- Schmerzen aller Art (peroral, sublingual, Suppositorien, lokal, parenteral. Zur Sedoanalgesie oder Kurznarkose Ketamin plus Midazolam)
- Durchfall, Erbrechen, Verstopfung, Blähungen
- Magenerkrankungen
- Ingestions-Vergiftungen (Norit Carbomix® Granulat)
- Husten, Schnupfen, Halsschmerzen
- Gehörgangserkrankungen
- Virusinfekte
- bakterielle Entzündungen (Antibiotika, s.u)
- Wurmbefall
- Allergien, Anaphylaxie, Asthma,
- Ekzeme, Hautpilzerkrankungen
- Insektenstiche, Hautparasiten
- Sonnenbrand
- Fieberblasen
- Keratokonjunktivitis
- Stomatitis
- Lokale Infektionen (Zugsalbe, Jodsalbe, Jodlösung)
- Hämorrhoiden
- Herz-Kreislauferkrankungen, Angina pectoris
- Erregungszustände (Haloperidol)

Verbandmaterial

- Mehrere Dreiecktücher
- Elastische Binden in verschiedenen Breiten
- Wundpflaster in verschiedenen Größen
- Schnellverbände in verschiedenen Größen
- Salbengaze, Wundauflagen (Verbandmull)
- Hautdesinfektionsmittel
- Watte, Zellstoff, Tamponadestreifen
- Elastische Haftklebebinden
- Leukoplastrollen in verschiedenen Breiten

Sonstiges

- Kälteschutzfolien
- Chemische Wärmepackungen
- Chemische Kältepackungen
- COMPEED-Wundfolien
- Schienenmaterial (SAM-SPLINT)
- Schere, Mundspateln
- Stethoskop, Otoskop, Blutdruckmesser
- Chirurgisches Notbesteck (für Wundversorgung, Fremdkörperentfernungen usw.)
- Mehrere Einmalskalpelle
- Zahnmedizinisches Notfallset (z.B. „Dentanurse")
- Einmalhandschuhe
- Fieberthermometer
- Einmalspritzen und -nadeln
- Eine 1.000-Liter-Sauerstoffflasche mit Manometer, Flow-Anzeige und Atmungs maske
- Medizinisches Tagebuch zur Dokumentation

Wer eignet sich zum Expeditionsarzt ?

Die Anforderungen an einen Expeditionsarzt gehen weit über jene einer trekking-ärztlichen Tätigkeit hinaus. Er muss

- alle Anforderungen eines **Höhenbergsteigers** erfüllen, d.h. alpinistisch in der Lage sein, selbstständig bis ins höchste Lager aufzusteigen,

- in der **Bergrettungstechnik** ausgebildet und trainiert sein, umfassende Kenntnisse in allen Bereichen der Allgemeinmedizin, **Unfallchirurgie, Notfallmedizin, Sportmedizin, Tropenmedizin und Höhenmedizin** besitzen und
- von sämtlichen Teilnehmern (vor allem aber vom Expeditionsleiter) als **Entscheidungsinstanz** in allen gesundheitlichen sowie höhenmedizinischen Belangen anerkannt sein.

Es muss von Anfang an sichergestellt sein, dass alle Punkte dieses Anforderungsprofiles erfüllt sind. Nur unter diesen Voraussetzungen hat eine expeditionsärztliche Tätigkeit Sinn. Ein Expeditionsarzt ist ja nicht nur mobiler medizinischer Berater und Betreuer, sondern gemeinsam mit dem Expeditionsleiter auch wichtigster Verantwortungsträger der Höhenbergfahrt. Auch muss vorweg geklärt werden, ob der Expeditionsarzt selbst Gipfelambitionen hat oder ob er nur zur Betreuung der Mannschaft engagiert wurde. Das hat große logistische und auch haftungsrechtliche Bedeutung. Allerdings muss auch einem gipfelambitionierten Expeditionsarzt klar sein, dass die ärztliche Betreuung selbstverständlich immer Vorrang vor persönlichen bergsteigerischen Vorhaben hat. Das bedeutet nicht zuletzt auch, dass man sein persönliches Verletzungs- bzw. Erkrankungsrisiko so gering wie nur irgendwie möglich halten muss. Fällt nämlich ein Expeditionsarzt aus Gesundheitsgründen aus, kann das für ihn und die ganze Mannschaft ziemlich problematisch werden.

Aufgabenbereiche eines Expeditionsarztes

In der Vorbereitungsphase

Das Ziel der untenstehenden Maßnahmen besteht in einem bestmöglichen Risikoscreening, um rechtzeitig Probleme zu erkennen und die damit verbunden Risiken zu minimieren.

- Einholen möglichst detaillierter **Informationen** über die Anmarschroute, das Besteigungsvorhaben, die medizinische und rettungstechnische Infrastruktur und die aktuelle tropenmedizinische Situation. Dies dient vor allem auch zur Erstellung eines **Evakuierungsplanes** (Kommunikations-, Transport- und medizinische Behandlungsmöglichkeiten).
- Aufnahme persönlicher Kontakte mit den einzelnen Teilnehmern, wobei folgendes erledigt werden soll:
  - *Erhebung der allgemeinen Anamnese (vor allem: Allergien? Asthma? Magenerkrankungen? Diabetes? Herz-Kreislauferkrankungen?)*
  - *Erhebung einer allfälligen höhenspezifischen Anamnese*
  - *Kontakt mit dem Hausarzt und mit früheren Expeditionsärzten*
  - *Ausführliche höhenmedizinische Besprechung mit der Mannschaft*
  - *Veranlassung einer Leistungsdiagnostik und eines Zahnstatus (Vitaltest, Panoramaröntgen, Entfernung von Weisheitszähnen) 6 Wochen vor Abreise.*
  - *Erstellung und Durchführung des Impfplanes*

- *Alle Teilnehmer müssen bei derselben Institution eine Auslandskranken- und Rückholversicherung (Ärzteflugambulanz) unter Einschluss der Kostenübernahme von Primärbergungseinsätzen (Hubschrau-berab-transport) und kurativer ärztlicher Leistungen abschließen.*
  Dazu gehört eine persönliche Kontaktaufnahme des Expeditionsarztes mit der betreffenden Alarmzentrale der Versicherung.
- *Abschluss eines Expeditionsvertrages, in dem die Rechte und Pflichten des Expeditionsarztes festgelegt werden sollten*

- Wenn möglich **Kontaktaufnahme mit einem Expeditionsarzt**, der schon früher im selben Zielgebiet tätig war.
- Einer der Teilnehmer wird gebeten, als **Assistent des Expeditionsarztes** zu fungieren, wobei diese Person möglichst bereits einschlägige Kenntnisse und Erfahrungen haben soll. Er wird von Anfang an in alle expeditionsärztlichen Vorbereitungen (Auswahl und Verpackung des Materials usw.) mit einbezogen, hilft dem Arzt dann auf der Expedition selbst bei der Betreuung der Patienten bzw. bei der Durchführung der regelmäßigen Akklimatisationskontrollen, tritt aber vor allem dann in Aktion, wenn der Expeditionsarzt selbst aus gesundheitlichen Gründen einmal ausfallen sollte.
- Die Besorgung ausreichender Mengen einwandfrei funktionierender **Sauerstoffflaschen** bzw. eines **Überdrucksackes** durch den Expeditionsleiter muss veranlasst werden. Vor Abmarsch zum Basislager persönlich kontrollieren.
- **Zusammenstellung der medizinischen Ausrüstung** (Medikamente, Verbandsmaterial, Instrumente, Laborgeräte, Bergesack usw.). Die gesamte medizinische Ausrüstung muss bereits zu Hause komplett und **stoß- bzw. wasserdicht** verpackt werden, wobei immer vier Aspekte berücksichtigt werden:
  - *Jeder Teilnehmer erhält noch vor Abreise eine* **persönliche Erste-Hilfe-Box** *(Rucksackapotheke) zur Entlastung der Expeditionsapotheke.*
  - *Zusammenstellen einer persönlichen* **ärztlichen Erste-Hilfe-Tasche (Notfalltasche)** *für den eigenen Rucksack. Diese gibt man* **nie** *aus der Hand, sondern führt sie vom ersten bis zum letzten Tag ständig mit sich, also auch im Flugzeug und auf Ausflügen.*
  - *Die übrige* **medizinische Ausrüstung** *wird schon daheim auf die endgültigen Traglastcontainer verteilt, die außen möglichst auffällig als „MEDICAL KIT" gekennzeichnet werden. Beim Verpacken muss unbedingt darauf geachtet werden, dass alle wichtigen Medikamente, Instrumente usw. mehrfach, zumindest aber doppelt vorhanden sind,*

damit bei einem Verlust einzelner medizinischen Traglasten während der Anreise oder beim Anmarsch zum Basislager keine ernsten Versorgungslücken entstehen können.

- *Jedem Lastcontainer, aber auch jeder verpackten Einheit muss eine* **Inhaltsliste** *beigelegt werden. Außerdem muss die gesamte medizinische Ausrüstung, nach Verpackungseinheiten aufgegliedert, in je einer deutsch- und englischsprachigen* **medizinischen Ausrüstungsliste** *(Medical Kit List) verzeichnet sein, wovon mindestens je fünf Kopien angefertigt werden sollten.*

Vor und während des Anmarsches

Überwachung von tropenhygienischen Verhaltensprinzipien, Wasserdesinfektion, Körperhygiene, Strahlenschutz

Diese wichtige Aufgabe beginnt bereits unmittelbar nach Ankunft am Zielflughafen. Spätestens jetzt droht sich ein gewissenhafter Expeditionsarzt durch seine vermeintliche Pedanterie unbeliebt zu machen - trotzdem: machen Sie den Teilnehmern von Anfang an konsequent und unmissverständlich klar, dass beispielsweise Durchfallserkrankungen durch unachtsames Essen und Trinken sowie HNO-Infekte durch nicht abgeschaltete Klimaanlagen in Hotelzimmern später nur allzu leicht den Gipfel kosten, zumindest aber Probleme bei der Höhenanpassung bereiten können. Nicht wenige Expeditionen sind aus derartigen Gründen schließlich gescheitert.

Einholen von Informationen über Krankenhäuser und Rettungssysteme

Es ist immer und überall außerhalb Europas notwendig, schon vorher, also möglichst bald nach der Ankunft, ganz konkret und im Detail zu klären, wie ein möglicher Notfall gemanagt werden kann. Man muss sich exakt über die gesundheitlichen und rettungstechnischen Gegebenheiten im Lande, aber auch über die Möglichkeiten einer wirksamen Alarmierung von Fremdhilfe (Funkstation? Satelitentelefon?) informieren, um im Ernstfall böse Überraschungen und zeitraubende Pannen möglichst hintanzuhalten. Mit vagen Hinweisen oder pauschalen Versprechungen darf man sich dabei nicht zufrieden geben. In manchen Ländern kann es auch erforderlich sein, bei entsprechenden Institutionen eine finanzielle Sicherstellung für einen allfälligen Hubschraubereinsatz zu hinterlegen. Vor allem empfiehlt sich unbedingt eine vorsorgliche persönliche Kontaktaufnahme mit der eigenen diplomatischen Vertretung. Ohne vorherige Registrierung bei der eigenen Auslandsvertretung werden Individualreisende im Notfall vergeblich auf den angeforderten Helikopter warten.

Einschulung in die Technik der Überdrucksack-Behandlung
Wird ein Überdrucksack mitgeführt, erfolgt unbedingt noch vor Abmarsch, also im Hotel, eine umfassende und praktische Einweisung im Gebrauch dieses Gerätes. Nach einer Information über die wichtigsten Aspekte der Überdrucksack-Behandlung durch den Expeditionsarzt wird der Gebrauch Punkt für Punkt geübt, wobei es enorm wichtig ist, dass **jeder Teilnehmer** alle Rollen durchspielt: Jeder legt sich einmal in den Sack, jeder betreut einmal den gesamten Pumpvorgang, jeder ist einmal die permanente Kontaktperson zum Patienten. Da diese Übung üblicherweise auf einer horizontalen Fläche stattfindet, muss immer wieder ausdrücklich darauf hingewiesen werden, dass im Ernstfall eine Schräglage von etwa 30° notwendig ist.

Medizinische Betreuung der Teilnehmer, der Crew und der Träger während des Anmarsches
Dafür reserviert man sich **fixe Ordinationszeiten** einmal am Tag, etwa nach Erreichen des Lagerplatzes. Außerhalb dieser Ordination werden nur Notfälle oder frische Verletzungen versorgt. Dazu ist es günstig, wenn sich der Expeditionsarzt immer möglichst weit hinten, also am Ende des *oft ziemlich weit auseinandergezogenen Expeditionstrosses* befindet, da man während des Anmarsches die batteriebetriebenen Sprechfunkgeräte gerne schont.

Tägliche Kontrolle aller medizinischen Traglasten:
Die medizinischen Traglasten sollten sich stets in der Nähe des Expeditionsarztes befinden (Hotelzimmer, Anmarschlager). Auch während der Tagesmärsche sollten die Träger der medizinischen Lasten möglichst in der Nähe des Expeditionsarztes bleiben.

Man sucht sich für diese Lasten von Anfang an besonders vertrauenswürdige Träger aus und macht sie sich persönlich für diese besonderen Lasten verantwortlich. Das Risiko von Beschädigungen oder gar des Verlustes von medizinischen Ausrüstungsgegenständen kann dadurch vielleicht verringert werden.

Ab etwa 2500 m Seehöhe überwacht man die Akklimatisation der Expeditionsteilnehmer:
Bei hypoxiebedingten Beschwerden, aber auch bei anderen gesundheitlichen Problemen darf man als Arzt nicht von vorneherein damit rechnen, dass der Betroffene von sich aus davon Mitteilung macht. Die meisten Expeditionsbergsteiger verschweigen gesundheitliche Beschwerden, vor allem Akklimatisationsprobleme.

Ein erfahrener Expeditionsarzt weiß daher, wie wichtig es ist, das Wohlbefinden bzw. den Gesundheitszustandes aller Teilnehmerständig ständig kritisch zu beobachten. Dazu folgende Empfehlung: Bei ganz offensichtlich gefährdeten oder bereits erkrankten Personen ersucht man eine „Vertrauensperson", z.B. den Zeltkameraden des Betroffenen, um diesbezügliche Mithilfe.

Es ist bei Höhenbergsteigern erfahrungsgemäß fast immer so, dass sie sich in solchen Belangen ziemlich uneinsichtig zeigen: Man muss daher allen Teilnehmern von Anfang an immer wieder mit allem Nachdruck deutlich machen, wie entscheidend der Gesundheitszustand jedes einzelnen für das Gelingen der Unternehmung ist und dass man Erkrankungen im Frühstadium viel rascher und erfolgreicher behandeln kann. Wer vor allem Höhenbeschwerden bagatellisiert oder verschweigt, gefährdet damit sich nicht nur sich selbst, sondern das ganze Projekt.

Im Basislager

Errichten einer medizinischen Basislagerambulanz

Außer bei Kleinexpeditionen (d.h. bei einer Gesamtteilnehmerzahl von bis zu vier Personen) benötigt man dazu ein kleines Hauszelt. Man richtet dort in den ersten Tagen im Basislager eine „Feldambulanz" ein (mit einer Liege aus Lastcontainern, mit Basislagerapotheke, Instrumentarium, kleinem Labor usw.), zu der jedermann zu jeder Zeit Zugang hat, aber natürlich nur bei Anwesenheit des Expeditionsarztes. Vorwiegend hier betreut der Arzt Verletzte, Erkrankte und Ratsuchende. Dazu ist ein Mindestmaß an Platz und Bewegungsfreiheit nötig. Beides wäre in einem der üblichen Schlafzelte nicht gegeben.

Sichten und Ordnen der gesamten medizinischen Ausrüstung

Dazu gehört nach Ankunft im Basislager eine gemeinsame Überprüfung aller bereits zu Hause ausgegebenen **persönlichen Erste-Hilfe-Boxen**. Man bespricht nochmals jeden einzelnen Bestandteil und dessen Verwendungsmöglichkeiten und weist darauf hin, dass man diese Box immer im Rucksack mitführen muss, da jede Erste Hilfe vorerst einmal mittels dieser eigenen Ausrüstung erfolgt.

Dann zeigt und bespricht man die einzelnen **Hochlagerapotheken**, den **Überdrucksack** und die **Sauerstoffflaschen für den Notfall.** Alles dies darf immer nur auf ärztliche Anordnung (persönlich oder per Funk) verwendet werden. **Der Sauerstoff darf nie zum Schlafen, der Überdrucksack nur nach ärztlicher Verordnung verwendet werden!** Achten Sie von Anfang an konsequent darauf, dass sich jeder Teilnehmer verlässlich an diese Regeln hält.

Während des Aufbaues der Lagerkette veranlasst der Expeditionsarzt, *dass Sauerstoffflaschen, Überdrucksack und Hochlagerapotheken nicht irgendwann einmal, sondern möglichst mit dem ersten Lagergepäck nach oben getragen werden.*

Während der Bergbesteigung

Verlässt der Expeditionsarzt das Basislager in Richtung Hochlager, sind folgende Grundsätze empfehlenswert:

- Der **„Assistent"** bleibt während einer Abwesenheit des Arztes im Basislager und betreut dort die Lagerambulanz. Arzt und Assistent sollten also niemals gleichzeitig in den Hochlagern weilen, außer wenn die gesamte Mannschaft gemeinsam hochsteigt.
- Der Expeditionsarzt ist ständig mit einem **Sprechfunkgerät** ausgestattet.
- Die **Notfalltasche** wird im Rucksack mitgeführt und nie aus der Hand gegeben. Die übrige Hochlagerausrüstung (Hochlagerapotheken, Sauerstofflaschen) befindet sich ja bereits in den Lagern.
- **Der Expeditionsarzt soll selbst niemals höhenkrank werden** und auch keine anderen gesundheitlichen Risiken eingehen. Man muss also vor allem bei sich selbst peinlich genau auf Frühzeichen von Akklimatisationsstörungen achten und dann sofort absteigen.
- **Medizinisches Expeditionstagebuch:** Sämtliche relevanten Ereignisse müssen in einem medizinischen Tagebuch detailliert dokumentiert werden. Das betrifft vor allem den Dekurs von Verletzungen und Erkrankungen.

Medizinische Ausrüstung auf Hochgebirgsexpeditionen

Bei der Zusammenstellung einer möglichst effizienten medizinischen Expeditionsausrüstung (Medikamente, Verbandsmaterial, Instrumente, Geräte) steht man immer wieder vor dem gleichen Dilemma: Man nimmt immer zu viel und immer zu wenig mit. Im Notfall erwartet natürlich jeder Patient, dass alles Erforderliche in ausreichender Menge vorhanden ist.
Einerseits soll man weitab jeder Fremdhilfe, also ganz auf sich allein gestellt, für jeden nur denkbaren Zwischenfall gewappnet sein, was aber andererseits schon allein aus Gewichtsgründen undurchführbar ist. Dazu kommt, dass wichtige Ausrüstungsteile mindestens doppelt mitgeführt und die einzelnen Einheiten später schwerpunktmäßig auf Basislager und Hochlager verteilt werden müssen. Schließlich benötigt man eigene Versorgungseinheiten für den Anmarsch. Daraus resultiert natürlich stets eine Kompromisslösung, die sich aus dem jeweiligen, ganz individuellen Expeditionscharakter ergibt.

Als **Rahmenbedingungen** zur Erstellung der medizinischen Expeditionsausrüstung müssen folgende Aspekte berücksichtigt werden:

- Anzahl der Teilnehmer?
- Anzahl der Träger bzw. Hochträger?
- Gesamtdauer der Höhenbergfahrt?
- Dauer und Charakter des Anmarsches?
- Soll dabei die Bevölkerung mitversorgt werden?
- Aufenthaltsdauer im Basislager?
- Risikocharakter der geplanten Besteigung(en)?
- Geplante Anzahl der Hochlager?
- Welche Bergungsmöglichkeiten bestehen?
- Wenn Hubschrauberbergung möglich, wie lange dauert das?
- Qualität des nächsten Krankenhauses?
- Besteht die Möglichkeit eines raschen Heimtransportes?

Das **Grundkonzept** einer medizinischen Expeditionsausrüstung könnte sich - abgesehen von den **Erste-Hilfe-Boxen der Teilnehmer** und der **Notfallstasche des Expeditionsarztes** - etwa folgendermaßen gliedern:

Basislagerset Chirurgie **Basislagerset Interne**
Hochlagerapotheken I, II, III ...
Reservecontainer I und II

Alles muss natürlich bereits zu Hause zusammengetragen, auf die definitiven Einheiten verteilt und verpackt sowie schließlich in die einzelnen Traglastbehälter verstaut werden. Für diese mühselige Arbeit benötigt man einen größeren Lagerraum, eine Waage und eine entsprechende Anzahl Traglastbehälter *(Container, Alukisten).*

Umfang und Zusammenstellung der expeditionsmedizinischen Ausrüstung bestimmt ausschließlich der Expeditionsarzt und **nicht** etwa der Expeditionsleiter oder der Veranstalter. Die **Transportkosten** trägt selbstverständlich die Expeditionskasse. Achten Sie auch darauf, dass Ihre medizinische Ausrüstung durch den Expeditionsveranstalter auch ausreichend **transportversichert** wird, was vor allem für mitgeführte Leihgeräte enorm wichtig ist und oft übersehen wird.

Beim **Zusammenstellen der Ausrüstung** geht man am besten folgendermaßen vor: Die von pharmazeutischen Firmen als Ärztemuster angeforderten

Medikamente werden zunächst genau nach Indikationen geordnet und, wenn alles eingetroffen ist, bedarfsmäßig aussortiert. Jene Medikamente, die man dann tatsächlich mitnimmt, werden (mit Ausnahme der Ampullen) ohne Originalpackung in einzelne beschriftete Kunststoffbehälter verpackt, wobei alle Beipackzettel alphabetisch gereiht in einem eigenen Heftordner gesammelt werden.

Die Beschaffung der erforderlichen **medizinischen Geräte** ist natürlich schwieriger. Persönliche Kontakte zu Lieferfirmen, Krankenhäusern oder heimischen Rettungsorganisationen ermöglichen vielleicht allfällige Leihgaben. Weisen Sie auf die vorgesehene Transportversicherung hin. Die Besorgung von **Sauerstoffflaschen** für den Notfall ist Aufgabe des Expeditionsleiters, nicht des Arztes. Ihre Überprüfung obliegt aber dem Expeditionsarzt. Klären Sie auch ab, ob die Mitnahme eines **Überdrucksackes** sinnvoll ist.
Bezüglich Medikamente existieren in den meisten Zielländern grundsätzlich strenge **Ein- und Ausfuhrbestimmungen.** Zwar wird die Einfuhr eines medizinischen Expeditionsgepäckes in der Regel akzeptiert, wenn detaillierte Inhaltslisten (in englischer Sprache) vorgelegt werden. Dabei ist allerdings zu beachten, dass Suchtgifte (z.B. Morphine und Opiate) legal oft überhaupt nicht eingeführt werden dürften, es sei denn, sie werden gesondert deklariert.

Inhalt der ärztlichen Erste-Hilfe-Tasche (Notfalltasche):

Medikamente gegen: Akute Höhenkrankheit (Ibuprofen, Naproxen, Dexamethason, Nifedipin), Erschöpfung und akute Allergie (Kortikosteroide), Schmerzen (Ibuprofen, Naproxen, Ketamin), Astmaanfall, Stenokardien, Höhenhusten, Schlafstörungen (Diamox), Schneeblindheit (Benoxinat), Erregungszustände (Haloperidol).

2 Dreiecktücher, 1 Elastische Binde, Wundpflaster, Verbandmull, elastische Haftklebebinde, Salbengaze, 1 Leukoplastrolle, Einmalspritzen, Einmalnadeln, Alkoholtupfer, unsterile Einmalhandschuhe, Schere, Stethoskop, Pulsoxymeter, Kälteschutzfolien.

Inhalt einer Expeditionsapotheke:

Beispiel für eine Achttausender-Expedition (zehn Personen, 150 Träger, sechs Wochen Gesamtdauer, davon 2 x 1 Woche An-/Rückmarsch):

Medikamente gegen

- Akute Höhenkrankheit (Ibuprofen, Naproxen, Dexamethason, Nifedipin)
- Schlafapnoe (Diamox)
- Thrombosen, Thrombembolien (Niedermolekulare Heparine)
- Örtliche Erfrierung (Azetylsalizylsäure, niedermolekulare Dextrane, Prostaglandin-Ampullen)
- Schock, Dehydrierung (Infusionslösungen)
- Erschöpfung (Kortikosteroide)
- Schmerzen aller Art (peroral, sublingual, Suppositorien, lokal, parenteral. Zur Sedoanalgesie oder Kurznarkose Ketamin plus Midazolam)
- Durchfall, Erbrechen, Verstopfung, Blähungen
- Magenerkrankungen
- Ingestions-Vergiftungen (Norit Carbomix® Granulat)
- Husten, Schnupfen, Halsschmerzen
- Gehörgangserkrankungen
- Virusinfekte
- Bakterielle Entzündungen (Antibiotika)
- Malaria
- Wurmbefall
- Allergien, Anaphylaxie, Asthma
- Ekzeme, Hautpilzerkrankungen
- Insektenstiche, Hautparasiten
- Sonnenbrand
- Fieberblasen
- Keratokonjunktivitis
- Stomatitis
- Lokale Infektionen (Zugsalbe, Jodsalbe, Jodlösung)
- Hämorrhoiden
- Herz-Kreislauferkrankungen
- Schlafstörungen nach erfolgter Akklimatisation (Benzodiazepine)
- Erregungszustände (Haloperidol)

Verbandsmaterial

- Dreiecktücher
- Elastische Binden in verschiedenen Breiten
- Wundpflaster in verschiedenen Breiten
- Schnellverbände in verschiedenen Größen
- Mullpackungen in verschiedenen Größen
- Mullbinden in verschiedenen Größen
- Wundplastikspray
- Hautdesinfektionsmittel
- Salbengaze
- Watte
- Blutstillende Watte bzw. Streifen
- Zellstoff
- Tamponadestreifen
- Elastische Haftklebebinden
- Taperollen in verschiedenen Breiten

- Leukoplastrollen in verschiedenen Breiten
- Schienungsmaterial (SAM-SPLINT-Schienen, Fingerschienen)
- Wundklebestreifen in verschiedenen Größen
- Lederfingerlinge, Augenkappen
- Clavicula-Rucksackverband
- Elastische Schlauchbinden in verschiedenen Breiten

Sonstiges

- Einmalspritzen in verschiedenen Größen
- Einmalnadeln in verschiedenen Größen
- Alkoholtupfer
- Butterfly- und Venflon-Injektionsgeräte
- Infusionsgeräte
- div. Gummilaschen bzw. Drainageschläuche
- Unsterile und sterile Einmalhandschuhe
- Verbandschere, Gipsschere
- Mundspateln, Wattestäbchen
- Chirurgisches Operationsset (erweitertes Notbesteck)
- Atraumatisches Nahtmaterial
- Einmalskalpelle
- Fremdkörperzange
- Abdecktücher, Lochtücher
- Stethoskop
- Blutdruckmessgerät
- Notfalls-Monitor-EKG
- Pulsoxymeter
- Otoskop
- Taschenlampen
- Ophthalmoskop
- Pro Hochlager eine 1.000-Liter-Sauerstoffflasche mit Manometer, Flow-Messer und Atmungsmaske
- Überdrucksack (?)
- Zahnmedizinisches Notfallset (Füllpasta, Extraktionszangen etc.)
- mehrere Blasenkatheter
- Fieberthermometer
- Tympanonthermometer
- Chemisches Harnlabor
- Harnmeßbehälter
- Hämatokrit-Mikrozentrifuge
- Blutlanzetten
- Malaria-Test
- Patiententragetücher, Bergesack
- Kälteschutzfolien
- Chemische Wärmepackungen
- Chemische Kältepackungen
- COMPEED-Wundfolien
- Mehrere Leintücher
- Mehrzweckmesser, Sicherheitsnadeln
- Notraketen-Stift mit roten Patronen
- größere Menge auslaufsicherer Reservebatterien für diverse Geräte
- Therapeutischer Almanach, höhenmedizinische Literatur, Beipackzettel-Ordner, Inhaltslisten, Medizinisches Tagebuch zur Dokumentation

Soll die einheimische Bevölkerung mitbetreut werden ?

Früher war es üblich, auch die Bevölkerung bei Bedarf medizinisch mitzubetreuen, da in abgelegenen Gebirgsregionen in der Regel kein Zugang zu ärztlicher Hilfe bestand. Wir selbst haben das immer als eine selbstverständliche moralische Verpflichtung angesehen, schon allein als Geste des Dankes und des Respekts gegenüber den Bewohnern des Gastlandes. Auch waren örtliche medizinische Einrichtungen sehr dankbar dafür, wenn man ihnen am Ende der Tour Medikamente und medizinisches Material zurück gelassen hat. Man musste nur sicherstellen, dass der Empfänger dieses medizinische Material später auch wirklich kostenlos an die Bevölkerung weitergibt. In nicht wenigen medizinischen Außenposten und Krankenhäusern der Dritten Welt wurden nämlich mit medizinischen Sachspenden hinter dem Rücken der wohlmeinenden Spender rücksichtslose Geschäfte gemacht.

Die Situation der gesundheitlichen Versorgung der einheimischen Bevölkerung hat sich aber mittlerweile in etlichen Hochgebirgsregionen grundlegend geändert. In vielen Gegenden Nepals wurde so beispielsweise mit großem Engagement ein für die Bevölkerung gut funktionierendes Netz von einfachen Gesundheitseinrichtungen („local health clinics“) aufgebaut. Diese Einrichtungen sind nicht nur medizinisch, sondern auch logistisch gut auf die lokalen Grundbedürfnisse der Einheimischen ausgerichtet.

Unter diesen Bedingungen ist die Vorstellung heute irrig und überdies auch reichlich arrogant, wenn man glaubt, als europäischer Trekking- oder Expeditionsarzt sei man quasi medizinisch überlegen und müsse daher sein segensreiches Wirken auch der einheimischen Bevölkerung, die ja „sonst nie einen Arzt zu Gesicht bekommt“, zugute kommen lassen. Man hat aber in der Regel keine Ahnung von den spezifischen gesundheitlichen Problemen, Erkrankungen und Therapien, es bestehen sprachliche Kommunikationsbarrieren, und selbst ist man anderntags meist wieder über alle Berge. Man wird also oft mehr Schaden als Nutzen bereiten. Überdies kommt man (z.B. in Nepal) rasch in Konflikt mit dem Gesetz, wenn man im Gastland nicht approbiert ist.

Man sollte sich daher auch diesbezüglich vorher ausreichend über die Situation des lokalen Gesundheitsnetzes informieren. Wenn man trotzdem von Einheimischen um Rat gebeten wird, sollte man Patienten wenn irgendwie möglich unbedingt an den nächsten lokalen health post verweisen.

Ob man aber in Regionen, wo es tatsächlich überhaupt keine medizinische Infrastruktur gibt, die einheimische Bevölkerung mitbetreuen will, bleibt jedem Trekking- bzw. Expeditionsarzt selbst überlassen und muss bei der Zusammenstellung der Ausrüstung berücksichtigt werden (Medikamente). Man sollte Einheimischen-Ordinationen aber grundsätzlich nur am gemeinsamen Lagerplatz durchführen. Ein weiterer Tipp aus der Praxis: Bei der Verabreichung von Medikamenten an Träger oder Einheimische ist es wichtig, darauf zu achten, dass diese auch wirklich vor den Augen des Arztes verwendet werden, denn sonst besteht die Gefahr, dass buntgefärbte Tabletten oder Salben hinter der nächsten Ecke „weiterverkauft“ werden.

Anhang:

RECOMMENDED UIAA-CODE OF PRACTICE FOR HIGH ALTITUDE GUIDED COMMERCIAL EXPEDITIONS

1. *Definition:* This Code applies specifically to commercial operators attempting 8000m or other comparable peaks which offer to guide or accompany climbers above Base Camp and also to operators who offer more limited facilities. However it may also concern operators who supply transport etc to Base Camp, and may also supply Base Camp services and High Altitude porters.

2. *Rationale:* A variety of organisations offer to take clients on 8000m peaks. They vary from those which provide a full service to the summit or nearly to the summit, to those where there is minimal support for clients above Base Camp. However at the present moment it is difficult for clients to deduce from brochures exactly what is offered in terms of guiding and support, and whether it corresponds to their needs. This Code supplies clients with pointers to assist them to make an informed choice.

3. *High Altitude Warning:* Mountaineers climbing at very high altitude, especially above 8000m are at the limit of their mental and physical powers and may not be capable of assisting others as has always been traditional in mountaineering. This fact is of particuiar importance to mountaineers of limited experience who rely on professional guides to bring them safely up and down 8000m peaks. They should be made aware that the risks involved in climbing 8000m peaks are such that a high degree of selfreliance is always necessary.

THE CODE

1. The leader or chief guide and as many as possible of the guides should have high altitude experience appropriate to the altitude of the peak to be climbed. There is no qualification appropriate to high altitude guiding, so the term "guide" does not imply that the person holds a professional qualification. Clients can only judge from the previous experience of the guides; who may be westerners or Sherpas or other local mountaineers.

2. The guiding and portering staff on the mountain and the material supplied must be adequate for the aims of the party and stated level of service offered .

3. A doctor in the party is very desirable but at the very least advance arrangements must be made for medical help. Advance arrangements must also be made for evacuation assistance in case af emergency.

4. The minimum safety equipment available must be walkie-talkie radios, and recommended medical supplies.

5. Advertising must give a true picture of all the difficulties and dangers involved, and avoid promising the imposslble. Biographical information about the guiding team should be included.

6. The client must truthfully reveal his experience, medical history etc to the organiser so that the organiser can make an informed choice about the potetial client.

7. Information supplied in advance should include a clear statement of the guiding, porterage and equipment which will be supplied by the organiser, together with details of the clothing and equipment to be supplied by the client.

8. Operators and clients must take account of the UIAA Environmental Objectives and Guidelines and follow the UIAA Expeditions Code of Ethics.

(Beschlossen von der UIAA Generalversammlung in Malakka, Malaysien, am 10.Oktober 1998)

Fachwörterregister

AMS (Acute Mountain Sickness)	Akute Höhenkrankheit
HAPE (High Altitude Pulmonary Edema)	Höhenlungenödem
HACE (High Altitude Cerebral Edema)	Höhenhirnödem
aerob	mit Sauerstoffzufuhr (Stoffwechsel)
anaerob	ohne Sauerstoffzufuhr (Stoffwechsel)
Anamnese	Krankheitsvorgeschichte
Apnoe	Stillstand der Atemtätigkeit
Ataxie	gestörtes Zusammenwirken von Muskelgruppen
Ätiologie	Krankheitsursache
auskultatorisch	mit dem »Hörrohr« (Stethoskop) feststellbar
Dehydrierung	Flüssigkeitsverlust
Diarrhoe	flüssige Stuhbeschaffenheit + erhöhtes Volumen
Differentialdiagnose	alternativ mögliche Diagnosen
Diurese	vermehrte Urinausscheidung
Dyspnoe	subjektives Gefühl der Atemnot
endexspiratorisch	am Ende der Ausatemtätigkeit
Gewebsoxygenierung	Sauerstoffversorgung von Körpergeweben
Hämoglobin	roter Blutfarbstoff, an den Sauerstoff gebunden ist
Hämatokrit	Prozent der Blutzellen zum Gesamtblutvolumen
Hämokonzentration	Bluteindickung
HVR	Hypoxic Ventilatory Response, Atemantwort auf Hypoxie
Hyperventilation	gesteigerte Lungenbelüftung
Hypobarie	verminderter Barometerdruck
Hypoxämie	verminderter Sauerstoffgehalt im Blut
Hypoxie	verminderter Sauerstoffgehalt
interstitiell	im Zwischenzellraum liegend
Inzidenz	Häufigkeit
Kapillaren	Endstrombahn der Blutgefäße
Katecholamine	Botenstoffe im Blut u.a. aus Nebennierenmark
KHK koronare Herzerkrankung	Herzkranzgefäßerkrankung

komatös	bewußtlos
Laktat	Milchsäure, Produkt des anaeroben Stoffwechsels
Letalität	Sterblichkeitanteil
menigeal	von der Hirnhaut ausgehend
metabolisch	durch Stoffwechselvorgänge bedingt
Mikrozirkulation	Blutzirkulation in den Kapillaren
Nichttraumatisch	nicht durch Verletzungen bedingt
Ödem	Flüssigkeitseinlagerung
Orthostase	durch aufrechten Stand
Oxygenierung	Sauerstoffversorgung
Papille	Sehnerveneintritt in die Netzhaut
physiologisch	natürliche Funktionsabläufe
Plasmavolumen	nicht zellulärer Blutanteil
Polyglobulie	viele rote Blutkörperchen
Polyurie	gesteigertes Harnvolumen
pulmonal	die Lunge betreffend
radiologisch	im Röntgenbild sichtbar
Rebound Effekt	Wiederauftreten einer Störung
respiratorisch	durch Atemtätigkeit bedingt
Respiratorischer Quotient	Verhältnis CO_2 Bildung/O_2 Verbrauch
Retina	Augennetzhaut
SaO_2	arterielle Sauerstoffsättigung
somnolent	schläfrig
Symptome	Krankheitszeichen
Tachycardie	schneller Herzschlag
Tachypnoe	schnelle Atemtätigkeit
Thrombembolie	fortgeschwemmte Thrombose mit Verstopfung
Thrombose	Blutgefäßverstopfung am Entstehungsort
Varizen, Varikositas	Krampfadern
Ventilation	Lungenbelüftung
Viskosität	Zähigkeit einer Flüssigkeit
VO_2max	maximale Sauerstoffaufnahmefähigkeit
zerebral	das Gehirn betreffend
Zyanose	Blauverfärbung

Notizen

Notizen

Notizen

Notizen